AF474500

TRAITÉ DES PROPRIÉTÉS

DES

PLANTES MÉDICINALES

LES PLUS EFFICACES

POUR LE MAINTIEN ET LE RÉTABLISSEMENT

DE LA SANTÉ

GUIDE PRATIQUE, A LA PORTÉE DE TOUT LE MONDE, POUR CHOISIR ET PRÉPARER SOI-MÊME DES REMÈDES SIMPLES, EFFICACES ET PEU COUTEUX; COMPLÉTÉ PAR UNE TABLE ALPHABÉTIQUE DES MALADIES ET DES PLANTES MÉDICINALES QUI LEUR SONT APPLICABLES,

PAR

Le Dr F. ROUGET

4e ÉDITION

REVUE, CORRIGÉE ET AUGMENTÉE

Précédée de Mentions honorables.

PRIX : 3 FRANCS

SE TROUVE

CHEZ LES PRINCIPAUX LIBRAIRES

1886

TRAITÉ DES PROPRIÉTÉS

DES

PLANTES MÉDICINALES

LES PLUS EFFICACES

Pour le maintien et le rétablissement
DE LA SANTÉ

GUIDE PRATIQUE, A LA PORTÉE DE TOUT LE MONDE, POUR CHOISIR ET PRÉPARER SOI-MÊME DES REMÈDES SIMPLES, EFFICACES ET PEU COUTEUX; COMPLÉTÉ PAR UNE TABLE ALPHABETIQUE DES MALADIES ET DES PLANTES MÉDICINALES QUI LEUR SONT APPLICABLES,

PAR

Le Dr F. ROUGET

4e ÉDITION

REVUE, CORRIGÉE ET AUGMENTÉE

Précédée de Mentions honorables.

PRIX : 3 FRANCS

SE TROUVE
CHEZ LES PRINCIPAUX LIBRAIRES

1886

OUVRAGES DU MÊME AUTEUR :

Hygiène alimentaire ou art de vivre en bonne santé, TRAITÉ DES ALIMENTS : leurs qualités, leurs effets, le choix qu'il convient d'en faire selon l'âge, le tempérament, la profession, la saison et l'état de convalescence. 15e édition, 1 vol. in-18, prix : 3 francs.

Connaissances des falsifications des susbtances alimentaires et des boissons. Moyens pratiques de reconnaître la fraude à la portée de tout le monde. 2e édition, 1 vol. in-18 prix : 2 francs.

Hygiène et médecine, préservative et curative des maladies épidémiques. 2e édition, 1 vol. in-12, prix : 2 francs.

Indicateur des eaux minérales et des bains de mer, les plus efficaces pour le maintien et le rétablissement de la santé. 2e édition, 1 vol. in-18, prix : 3 francs.

Traité de l'influence de l'Electricité atmosphérique sur le système nerveux; connaissance de la cause qui produit les affections simples ou composées du système nerveux, tant physiques que morales. 4e édition 1 vol in-18, prix : 3 fr.

Traité pratique de Magnétisme humain, résumé théorique et pratique du Magnétisme humain, pour rétablir et développer les fonctions physiques et les facultés intellectuelles, dans l'état de maladie récent ou chronique. 3e édition, 1 vol in-18, prix : 3 francs.

Les erreurs et les dangers du Spiritisme dévoilés ; connaissance de la cause naturelle qui produit les phénomènes du spiritisme, depuis l'antiquité jusqu'à nos jours 2e édition, 1 vol. in-18, prix : 3 francs.

Nouveau Traité de Physiognomonie ; art de connaître et de juger les mœurs et caractères, d'après la physionomie. 6e édition. 1 vol in-18, prix : 3 francs.

Une poignée de Vérités. 3e édition. 1 vol. in-18, prix : 2 fr.

Le Génie de l'Agriculture et de l'Horticulture du midi et du sud-ouest de la France. Guide pratique indispensable aux propriétaires, cultivateurs, horticulteurs et commercants, 2e édition. 1 vol in-18, prix : 3 francs.

ARCHEVÊCHÉ DE BORDEAUX

A Monsieur le Dr F. ROUGET

Monsieur,

Les connaissances thérapeutiques sont dignes de l'honneur dont elles jouissent; mais les rendre faciles et populaires est un service rendu à toute la société. Quoi de plus avantageux pour les familles, que de savoir dans l'occasion soulager les affections maladives, et par l'application des remèdes curatifs ou au moins préventifs, suppléer ou faire attendre sans inconvénient le médecin forcément éloigné. On répond ainsi à cet adage devenu vulgaire à force d'être répété : *Principiis Obstā*, et on vient plus particulièrement au secours des populations rurales, qui dans les accidents de la vie ne seront plus alors dépourvues de moyens curatifs avoués par la science.

Votre idée, Monsieur, à été ingénieuse, de donner par ordre alphabétique la nomenclature des plantes médicinales, et, d'expliquer leurs propriétés et la manière de les employer. Restait à procéder en sens inverse, en faisant connaître les maladies, puis les plantes qui les guérissent, vous l'avez fait très heureusement par la table qui termine votre ouvrage.

Je vous félicite donc, Monsieur, de votre idée si complètement satisfaisante, et aime à reconnaître que vous avez atteint le but louable que vous vous proposiez.

Je vous dois plus, comme pasteur et père de mes diocésains, m'identifiant à tous leurs intérêts spirituels et temporels, je vous offre le témoignage d'une juste reconnaissance pour le bien que vous aurez réussi à leur faire.

Recevez, Monsieur, l'assurance de mes sentiments distingués.

† FERDINAND, Card. DONNET

Archevêque de Bordeaux.

Bordeaux, le 29 octobre 1865.

FACULTÉ DE MÉDECINE DE MONTPELLIER

Le Bibliothécaire à Monsieur le Dr F. ROUGET

MON CHER MONSIEUR,

J'ai reçu l'exemplaire que vous avez bien voulu m'adresser, de votre livre intitulé : *Connaissance des plantes médicinales les plus usuelles à la portée de tout le monde,* et j'apprends avec grand plaisir que le succès qu'il a obtenu vous met dans l'obligation d'en publier une deuxième édition, la première ayant été promptement épuisée, quoique tirée à 3,000 exemplaires ; j'ose espérer et regarder comme infiniment probable que la seconde saura mériter au moins la même faveur.

L'ordre alphabétique suivi dans le corps de l'ouvrage, et le même ordre, en correspondance de la table des maladies et des plantes qui leur sont applicables, mettent le lecteur parfaitement à même d'atteindre votre but principal : le prompt soulagement des malades, sinon leur guérison et souvent la prévention de manifestations morbides des plus graves, dans les cas urgents et pendant l'absence des gens de l'art, en remplissant des indications importantes et facilement appréciables.

Votre seconde édition aura un genre de mérite beaucoup trop rare par le temps qui court, pour que je puisse me dispenser ici de vous en dire un mot. En retranchant, après mûre réflexion, 43 espèces qui n'étaient que des succédanés peu énergiques, vous avez eu la conscience, le talent et le temps de rendre votre nouvelle édition plus courte...! Ce cachet si digne d'éloges pour l'honneur qu'il fait à l'auteur et pour le respect qu'il témoigne à ses lecteurs futurs, est devenu si peu commun de nos jours, que Virgile semblait avoir prophétisé dans ce vers : « *Apparent rari nantes in gurgite vasto.* » Désignant si bien, précisément, les réimpressions qui ressembleraient à la votre...!

Ce qu'on voit, en effet, presque exclusivement aujourd'hui à l'occasion des *éditions nouvelles*, c'est cette déplorable phrase, pour ainsi dire stéréotypée : « *Soigneusement corrigée, considérablement augmentée, entièrement refondue.* »

Des auteurs qui ont la prétention d'être sérieux, ne feraient-ils pas bien de comprendre, une bonne fois pour toutes, que c'est proclamer hautement fort peu de respect pour leurs lecteurs et pour eux-mêmes, que d'offrir au public des écrits *si fautifs, si étroitement conçus*, et, *si peu réfléchis dans leur ensemble et dans leurs détails...*, que lorsqu'on les réimprime, ils doivent de rigueur être : « *Soigneusement corrigés, considérablement augmentés et entièrement refondus.* »

Agréez donc, cher Monsieur, mes félicitations par avance et continuez à me croire votre dévoué serviteur,

H. KUHNHOLTZ-LORDAT

Bibliothécaire et Professeur agrégé de la Faculté de Médecine de Montpellier.

Montpellier, le 21 mars 1866.

PRÉFACE

De nos jours, on veut tout apprendre au public, excepté ce qui touche de plus près à ses intérêts les plus chers, l'art de conserver la santé.

L'art de conserver la santé et de guérir les maladies est la plus utile de toutes les sciences, c'est aussi celle qui est la plus difficile de connaître à fonds dans toutes ses parties. Mais tout ce qui constitue l'art de conserver la santé et de guérir les maladies n'est pas également difficile à connaître, et si certaines parties de l'art de guérir, exigent des études longues, pénibles et coûteuses, d'autres sont susceptibles d'êtres mises à la portée de tout le monde sans études spéciales, et on peut ajouter que ces parties faciles, sont précisément celles dont on a le plus fréquemment besoin. Il suffit pour cela qu'on s'adresse au simple bon sens de chacun, en parlant le langage qui lui convient.

Il est cruel de se sentir attaqué par un mal, et de ne rien connaître pour le combattre ou le guérir. Aussi toutes les personnes intelligentes, les mères de famille, les chefs de maison et ceux qui aiment à rendre service à leurs semblables, ont-ils besoin d'un guide, qui les mette en état de se soigner et de soigner ceux qui leur sont chers.

L'accueil empressé, qu'a fait le public aux trois éditions que nous avons publiées de cet ouvrage et qui sont complètement épuisées depuis plusieurs années, nous a prouvé que l'art de soulager ou de guérir les maladies, par l'emploi rationnel des plantes médicinales les plus efficaces, n'était pas au-dessus de sa portée, et nous a encouragé à publier une nouvelle édition.

Cette nouvelle publication plus complète renferme : 1° La nomenclature alphabétique des plantes médicinales indigènes et exotiques les plus efficaces ; leur synonymie latine et française ; la désignation des familles suivant la classification naturelle ou artificielle et leurs propriétés médicinales. 2° Leurs diverses préparations simples ou pharmaceutiques, soit pour usage interne ou externe ; les doses pour chaque maladie. 3° La classification alphabétique des propriétés thérapeutiques des plantes indigènes et exotiques. 4° Une table alphabétique des maladies et des plantes qui leur sont applicables.

Ainsi refondu, cet ouvrage, fruit de trente-cinq années d'études, d'observations et d'expérience, contient tout ce qu'il importe à chacun de savoir pour se soigner et pour soigner les siens ; puisse-t-il procurer la guérison à ceux qui souffrent et prévenir de plus grands maux chez beaucoup d'autres.

Instruire, en mettant à la portée de toutes les intelligences la connaissance des propriétés des plantes médicinales et l'usage que l'on peut en faire pour soulager ou guérir les maladies, tel est notre ardent désir : fasse le bon sens pratique de chacun, qu'il se réalise !

Dr F. ROUGET

Publiciste-éditeur de divers ouvrages scientifiques.

1er octobre 1885.

TRAITÉ DES PROPRIÉTÉS

DES

PLANTES MÉDICINALES

LES PLUS EFFICACES

ABSINTHE (Artemisia absinthium). Grande absinthe. Herbe amère. Plante indigène de la famille des *Synanthérées*. Les feuilles et les sommités fleuries de la grande absinthe, sont : *emménagogues*, *fébrifuges*, *stimulantes*, *toniques*, *vermifuges*.

INFUSION D'ABSINTHE

Feuilles et sommités d'absinthe, 10 à 20 gram. Eau bouillante, 1 litre Laissez infuser, à vase clos, jusqu'à refroidissement. Filtrez. — 2 ou 3 tasses par jour. — Aménorrhée. Anorexie. Ascarides lombricoïdes. Atonie intestinale. Chlorose. Dysménorrhée. Dyspepsie. Fièvres intermittentes. Hydropisie. Leucorrhée. Oxyures. Scorbut. Scrofule.

SIROP D'ABSINTHE

Feuilles et sommités d'absinthe sèches, 60 gram. Eau bouillante 1/2 litre. Laissez infuser jusqu'à refroidissement, passez, filtrez et faites fondre : sucre, 800 gram. — 2 ou 3 cuillerées par jour. — Même usage que l'infusion.

VIN D'ABSINTHE

Feuilles et sommités d'absinthe, 30 gram. Alcool à 80°, 30 gram. Laissez en contact 24 heures, ajoutez : Vin blanc généreux, 1 litre. Faites macérer 2 jours ; passez ; exprimez et filtrez. — 2 ou 3 petits verres par jour. — Même usage que l'infusion.

Le vin d'absinthe, 100 gram., étendu dans 1/2 litre d'eau, s'emploie en lotions sur les plaies de mauvaise nature et sur les ulcères atoniques.

ACONIT NAPEL (Aconitum napellus). Coqueluchon. Tue-Loup. Plante indigène de la famille des *Renonculacées*. Les feuilles de l'aconit napel employées à forte dose sont *toxiques* ; à faible dose, elles sont : *antispasmodiques, contro-stimulantes, sédatives.*

PILULES D'ACONIT

Extrait alcoolique d'aconit, 1 gram. Racine de guimauve pulvérisée, quantité suffisante, pour 20 pilules. — 1 à 2 pilules matin et soir. — Amaurose nerveuse. Asthme nerveux. Cancer douloureux Douleurs ostéocopes Goutte. Migraine Névralgies. Névralgies faciales. Névralgies intercostales. Névroses. Rhumatisme aigu. Sciatique. Surdité récente. Toux spasmodique.

SIROP D'ACONIT

Alcoolature d'Aconit, 2 grammes. Sirop simple, 200 gram. — 1 cuillerée matin et soir. — Angine de poitrine Coqueluche. Enrouement des chanteurs. Goutte. Névralgies intercostales. Névralgies de la région précordiale. Névroses. Palpitations du cœur. Toux spasmodique.

FUMIGATION ACOUSTIQUE

Feuilles d'Aconit napel, 30 gram. Divisez en cinq paquets de 6 gram. chaque. — Faites bouillir un paquet 10 à 15 minutes dans 1/4 de litre d'eau à vase clos. — Fumigation dans les oreilles alternativement, le soir avant de se coucher, au moyen d'un entonnoir renversé, emboîtant la cafetière. — Otalgie. Otite. Otorrhée. Paracousie. Surdité récente.

MIXTURE SÉDATIVE D'ACONIT

Alcoolature d'aconit, 2 gram. Chloroforme, 1 gram. Alcoolat de mélisse composé, 4 gram. — Frictions sur les gencives, au moyen d'un tampon de ouate. — Névralgie dentaire. Odontalgie.

ALOÈS. Suc épaissi, extracto-résineux qu'on retire des feuilles de plusieurs plantes *exotiques* des pays chauds, appartenant au genre Aloe de la famille des *Liliacées*. Il existe dans le commerce trois espèces d'Aloès : 1° l'*Aloès des Barbades ou de la Jamaïque ;* 2° l'*Aloès du cap de Bonne-Espérance ;* 3° l'*Aloès sucotrin* ou *socotrin, de l'Arabie et de l'île Socotora.* Les aloès sont : *emménagogues, purgatifs, révulsifs, stimulants, stomachiques, toniques, vermifuges.*

PILULES D'ALOÈS STOMACHIQUES

Aloès du Cap, 2 gram. Conserve de roses, 1 gram. Gomme arabique pulvérisée, quantité suffisante pour 20 pilules. — 2 pilules avant les repas — Aménorrhée. Ascarides lombricoïdes. Congestion cérébrale. Congestion du foie. Constipation, Dysménorrhée. Dyspepsie. Hémorroïdes supprimées. Oxyures.

PILULES LAXATIVES

Aloès socotrin, 1 gram. Résine de Gayac pulvérisée, 1 gram. Gomme arabique pulvérisée et sirop d'absinthe, quantité suffisante pour 20 pilules. — 2 ou 3 pilules matin et soir. — Constipation.

PILULES LAXATIVES COMPOSÉES

Aloès socotrin pulvérisé, 2 décigram. Extrait aqueux de belladone, 1 décigram. Feuilles de belladone pulvérisées, 2 décigram. pour 20 pilules. — 1 pilule matin et soir. — Constipation des gens sédentaires.

PILULES PURGATIVES

Aloès socotrin pulvérisé, 1 gram. Rhubarbe de Chine pulvérisée, 1 gram. Savon médicinal, 1 gram., pour 30 pilules — 1 ou 2 pilules matin et soir. — Congestion cérébrale. Congestion du foie. Constipation. Embarras gastrique. Ictère.

POUDRE D'ALOÈS

Aloès du Cap, pulvérisé ou en grumeaux, 1 gram. Divisez en 10 paquets. — 1 paquet matin et soir, dans du pain azyme ou entre deux tranches de pain de soupe. — Même usage que les pilules stomachiques.

VIN TONI-PURGATIF

Aloès socotrin pulvérisé, 15 gram. Cardamome pulvérisé, 2 gram. Gingembre pulvérisé, 2 gram Vin de Malaga, 1/2 litre. Faites macérer pendant 4 jours ; filtrez. — 1 à 2 cuillerées le matin à jeun. — Congestion du foie. Constipation. Embarras gastrique. Ictère.

ONGUENT D'ALOÈS

Aloès du Cap, pulvérisé, 10 gram. Solution d'azotate de fer à 1/20 de fer, quantité suffisante pour obtenir une masse de consistance unguentaire. — Pansements. — Chancres phagédéniques Végétations syphilitiques.

SUPPOSITOIRE D'ALOÈS

Aloès socotrin pulvérisé, 2 gram. Beurre de cacao, 20 gram. Pour 4 suppositoires coniques. — Un suppositoire le soir avant de se coucher. — Ascarides lombricoïdes. Flux hémorroïdal suppprimé. Oxyures.

SUPPOSITOIRE D'ALOÈS EMMÉNAGOGUE

Aloès socotrin pulvérisé, 5 décigram. Castoréum, 2 gram. 5 décigram. Asa fœtida, 2 gram. 5 décigram. Beurre de cacao, 40 gram. Pour 5 suppositoires coniques. — Un suppositoire le soir avant de se coucher, plusieurs jours de suite avant l'époque présumé des règles. — Aménorrhée. Dysménorrhée.

TEINTURE D'ALOÈS

Aloès du Cap pulvérisé, 10 gram. Alcool à 60°, 60 gram. Faites macérer pendant 5 jours ; agitez de temps en temps ; filtrez. – Une cuillerée à café étendue dans 100 gram. d'eau commune — Pansements des plaies atoniques

AMANDIER CULTIVÉ (Amygdalus communis). Arbre indigène de la famille des *Rosacées-Amygdalées*. Les amandes douces employées pour faire des émulsions, des loochs, du sirop d'orgeat et l'huile d'amandes douces, sont : *émollientes*, *laxatives*, *sédatives*.

EMULSION D'AMANDES DOUCES

Amandes douces mondées, 30 gram. Eau froide 1 litre. Sucre blanc 50 gram. Pilez les amandes avec le sucre et un peu d'eau, de manière à les réduire en pâte très fine ; délayez dans le reste de l'eau ; passez ; exprimez. — 3 ou 4 verres par jour. — Cystite. Constipation. Entérite. Métrite. Rétention d'urine. Strangurie.

HUILE D'AMANDES DOUCES

Huile d'amandes douces, 100 gram. — Une à 3 cuillerées par jour. — Même usage que l'émulsion d'amandes douces.

SIROP D'AMANDES DOUCES COMPOSÉ

Sirop d'orgeat, 60 gram. Sirop de gomme, 60 gram. Sirop de vanille, 60 gram. Mêlez. — 5 ou 6 cuillerées par jour, seul ou mêlé avec de l'eau — Même usage que l'émulsion d'amandes douces.

LINIMENT OLÉO-CALCAIRE

Huile d'amandes douces, 20 gram. Eau de chaux récente, 120 gram. Mêlez. — Applications réitérées de compresses imbibées. — Brûlures.

AMIDON. Fécule retirée du blé sous forme de substance blanche, inaltérable à l'air, insoluble dans l'eau froide, et très soluble dans l'eau bouillante. L'amidon est : *absorbant, antiphlogistique, émollient, sédatif.*

BAIN D'AMIDON

Amidon, 500 gram. Pour un bain. — Affections de la peau.

CATAPLASME D'AMIDON

Amidon, quantité suffisante pour un cataplasme ; délayez dans une suffisante quantité d'eau chaude. — Applications réitérées. — Brûlures. Excoriations. Parties enflammées.

Ce cataplasme a l'avantage d'aigrir moins vite que le cataplasme de farine de lin, de ne pas en avoir l'odeur peu agréable et surtout de ne point déterminer d'éruptions érytémateuses ou eczémateuses.

GLYCÉRÉ D'AMIDON

Amidon pulvérisé, 10 gram. Glycérine, 150 gram. Eau, 10 gram. Faites chauffer la glycérine jusque vers la température de 60° ; ajoutez l'amidon humecté avec l'eau ; remuez jusqu'à ce que la masse prenne l'aspect d'une gelée homogène. Quelques goutes d'eau facilitent l'opération. — Pansements réitérés. — Entorses. Gerçures des mains, du mamelon.

INJECTION AMIDONNÉE

Amidon pulvérisé, 40 gram. Eau distillée, 200 gram. Mêlez. — 4 à 8 injections par jour après que le malade a uriné. — Blennorrhagie. Blennorrhée. Leucorrhée.

LAVEMENT D'AMIDON

Amidon pulvérisé, 15 gram. Eau froide, 100 gram. Délayez ; ajoutez : Eau bouillante, 400 gram. Remuez quelques instants. — Ce lavement doit être renouvelé chaque fois que le malade a de nouvelles selles. — Diarrhées. Dyssenterie.

LAVEMENT D'AMIDON OPIACÉ

Ajoutez à la formule précédente : Laudanum de Sydenham, 1 gram. — Même usage que le précédent.

POUDRE D'AMIDON CAMPHRÉE

Amidon pulvérisé, 30 gram. Camphre pulvérisé, 2 gram Mêlez. — Saupoudrer les parties malades matin et soir. — Acnée. Affections de la peau avec excoriations sécrétantes. Brûlures. Eczéma. Erysipèle. Herpés. Impétigo. Intertrigo Lichen. Prurigo, Prurit des aines, de l'anus, des bourses, de la vulve.

L'amidon est un des contre-poisons de l'iode.

ANIS ÉTOILÉ (Illicium anisatum.) Badian anisé. Arbre exotique de la Chine et du Japon, de la famille des *Magnoliacées*. Le fruit du Badian anisé est : *carminatif, stimulant, stomachique.*

INFUSION D'ANIS ÉTOILÉ

Anis étoilé, 30 gram. Eau bouillante, 1 litre ; laissez infuser jusqu'à refroidissement à vase clos. — 2 ou 3 tasses par jour, sucrées à volonté. — Atonie intestinale. Bronchites. Bronchorrhée. Coliques flatulentes, nerveuses. Dyspepsie flatulente. Flatuosités. Gastrorrhée.

POUDRE D'ANIS ÉTOILÉ

Anis étoilé pulvérisé, 20 gram. Sucre blanc pulvérisé, 10 gram. Mêlez. Divisez en 10 paquets de poids égal. — Un paquet matin et soir dans du pain azyme ou dans du miel. — Même usage que l'infusion.

ANIS VERT (Pimpinella anisum). Anis boucages. Boucage à fruits suaves. Plante indigène de la famille des *Ombellifères*. L'anis vert, sorte de fruit de la grosseur d'une tête d'épingle, est *carminatif*, *stimulant*, *stomachique*.

INFUSION D'ANIS VERT

Fruit d'anis, 10 gram. Racine de réglisse, 10 gram. Eau bouillante, 1 litre. Faites infuser jusqu'à refroidissement ; passez ; ajoutez : Sucre blanc, 50 gram. ou bien Miel blanc, 50 gram. — 2 ou 3 tasses par jour. — Coliques atoniques, flatulentes, nerveuses. Dyspepsie flatulente. Flatuosités. Tympanites.

POTION CARMINATIVE

Essence d'anis, 12 gouttes. Sucre blanc, 16 gram. Teinture de gingembre, 8 gram. Hydrolat de menthe poivrée, 250 gram. Mêlez. — 1 à 3 cuillerées par jour. — Même usage que l'infusion.

ARISTOLOCHE SERPENTAIRE (Aristolochia serpentaria), Serpentaire de Virginie. Viperine de Virginie. Plante exotique de l'Amérique du Nord, de la Caroline, de la Louisiane, de la Virginie, de la famille des *Aristolochiées* La racine de l'aristoloche serpentaire est *antispasmodique*, *diaphorétique*, *fébrifuge*, *stimulante*, *tonique*.

INFUSION D'ARISTOLOCHE SERPENTAIRE

Racine d'Aristoloche serpentaire, 20 gram. Eau bouillante, 1 litre Faites infuser jusqu'à refroidissement ; passez. — 3 à 4 tasses par jour, sucrées à volonté. — Angines couenneuses, gangréneuses, malignes. Fièvres adynamiques, intermittentes. Hystérie. Typhus.

POUDRE D'ARISTOLOCHE SERPENTAIRE

Racine d'aristoloche serpentaire pulvérisée, 12 gram.

Divisez en 12 paquets de poids égal. — 1 à 3 paquets par jour dans du pain azyme ou dans du miel. — Même usage que l'infusion.

ARMOISE COMMUNE (Artemisia vulgaris). Herbe de la Saint-Jean. Plante indigène de la famille des *Synanthérées*. Les feuilles et les fleurs de l'armoise sont : *antispasmodiques*, *emménagogues*, *stimulantes*.

INFUSION D'ARMOISE

Feuilles et fleurs d'armoise, 20 à 30 gram. Eau bouillante, 1 litre. Faites infuser pendant 1 heure à vase clos ; passez. — 2 à 3 tasses par jour, chaudes. — Aménorrhée. Coliques flatulentes. Dysménorrhée. Hystérie. Vomissements spasmodiques.

POUDRE D'ARMOISE COMPOSÉE

Feuilles et fleurs d'armoise pulvérisées, 6 gram. Feuilles et sommités de grande absinthe pulvérisées, 6 gram. Mêlez. Divisez en 12 paquets de poids égal. — 1 à 3 paquets par jour, dans du pain azyme ou du miel. Même usage que l'infusion.

FUMIGATION STIMULANTE

Feuilles et fleurs d'armoise, 60 gram. Feuilles et sommités de grande absinthe, 60 gram. Eau, 1 litre. Faites bouillir à vase clos pendant 10 à 15 minutes. Versez dans un vase de nuit et dirigez les vapeurs vers l'utérus. — Renouvelez les fumigations 3 ou 4 jours vers l'époque présumée des règles. — Aménorrhée. Dysménorrhée.

ARNICA (Arnica montana). Bétoine des montagnes. Tabac des Vosges. Tabac des savoyards. Plante indigène de la famille des *Synanthérées*. Les fleurs et les racines de l'arnica sont : *contro-stimulantes*, *résolutives*, *sternutatoires*, *stimulantes*, *vulnéraires*.

TEINTURE AROMATIQUE D'ARNICA

Fleurs d'arnica, 12 gram. Anis vert, 16 gram. Cannelle de Ceylan, 2 gram. Gingembre, 2 gram. Girofle, 2 gram. Alcool à 85°, 200 gram. Faites macérer pendant 8 jours ; filtrez (Cette teinture aromatique se trouve préparée dans toutes les pharmacies). — 1/2 cuillerée à café matin et soir, dans un 1/2 verre d'eau sucrée ou dans une tasse d'infusion de fleurs de guimauve. — Amaurose. Chûtes avec ecchymoses et collections de sang caillé. Commotions cérébrales. Congestions cérébrales. Contusions. Coups à la tête. Coqueluche. Dyssenterie. Faiblesse de la vue. Goutte. Paralysies. Retention d'urine. Rhumatisme.

TEINTURE D'ARNICA RÉSOLUTIVE

Fleurs d'arnica, 12 gram. Alcool à 60°, 60 gram. Faites macérer 8 jours ; exprimez ; filtrez (Cette teinture se trouve préparée dans les pharmacies). — Lotions, applications de compresses imbibées, renouvelées. — Chutes avec ecchymoses et collections de sang caillé. Contusions. Coups. Entorses. Foulures. Luxations. Meurtrissures. Plaies par instruments tranchants.

Cette teinture peut servir aux mêmes usages que la teinture aromatique à l'*intérieur* aux mêmes doses.

TEINTURE SATURNÉE

Teinture d'arnica, 60 gram. Eau blanche ou extrait de saturne, 60 gram. Mêlez. — Lotions, applications de compresses imbibées, renouvelées. — Même usage à l'*extérieur* que la teinture précédente.

Les préparations d'arnica sont toxiques à fortes doses. L'opium et le tannin sont des contre-poisons de l'arnica.

ASA FŒTIDA. Gomme résine fétide, extraite par incision des racines de la Férule ase fœtide (Férula asa fœtida). Plante exotique de la Perse, de la famille des *Ombellifères-Peucédanées*. L'asa fœtida est *antispasmodique, emménagogue, sédatif, stimulant*.

EMULSION D'ASA FŒTIDA

Gomme résine asa fœtida pulvérisée, 10 gram. Eau, 300 gram. Divisez la gomme résine dans l'eau par trituration. — 3 à 5 cuillerées par jour. — Affections nerveuses ou musculaires des voies respiratoires. Angine striduleuse. Asthme nerveux, Bronchorrhée. Chlorose. Coliques flatulentes. Constipation opiniâtre. Coqueluche. Dysménorrhée. Hypocondrie. Hystérie. Spasme de la glotte. Toux spasmodique.

PILULES D'ASA FŒTIDA

Asa fœtida pulvérisé, 2 gram. Racine de guimauve pulvérisée, 1 gram. Miel blanc, quantité suffisante pour faire 20 pilules de poids égal. — 5 à 10 pilules par jour. — Même usage que l'émulsion.

PILULES CAMPHRÉES D'ASA FŒTIDA

Asa fœtida pulvérisé, 2 décigram. Camphre pulvérisé, 2 décigram. Extrait aqueux de belladone, 2 décigram. Extrait d'opium, 2 décigram. Mêlez, pour 20 pilules de poids égal. — 1 à 3 pilules par jour. — Chorée. Hystérie.

EMPLATRE D'ASA FŒTIDA

Asa fœtida, 6 gram. Cire jaune, 6 gram. Galbanum, 12 gram. Poix blanche, 6 gram. Mêlez ; faites fondre à une douce chaleur, étendez sur une peau fine ; en écusson. — Application de l'écusson sur l'hypogastre. — Chute de l'utérus.

LAVEMENT D'ASA FŒTIDA

Asa fœtida pulvérisé, 3 gram. Racine de valériane pulvérisée, 2 gram. Jaune d'œuf 1. Décoction de racine de guimauve, 250 gram. Délayez l'asa fœtida et la poudre de valériane dans le jaune d'œuf ; ajoutez peu à peu la décoction de racine de guimauve. — 1 lavement le matin pendant 3 jours. — Coliques utérines. Dysménorrhée. Névralgies utérines.

ASPERGE OFFICINALE (Asparagus officinalis). Plante indigène de la famille des *Asparaginées-Smilacéés*. Les racines et les pointes d'asperges sont : *diurétiques, sédatives.*

DÉCOCTION DE RACINES D'ASPERGES

Racines d'asperges, 40 gram. Eau, 1 litre. Faites bouillir à vase clos pendant 15 à 20 minutes ; laissez refroidir, passez. — 2 à 3 verres par jour. — Hépatite. Ictère. Maladie du foie.

SIROP DE POINTES D'ASPERGES

Suc clarifié de pointes d'asperges, 250 gram. Sucre blanc, 500 gram. Faites fondre au bain-marie, passez. — 3 à 5 cuillerées par jour. — Bronchite chronique. Bronchorrhée. Maladies du cœur. Palpitations du cœur.

AUNÉE OFFICINALE (Inula helenium). Inule hélénière. Œil de cheval. Plante indigène de la famille des *Synanthérées-Astéroïdées*. La racine de l'aunée officinale est *diaphorétique, emménagogue, stimulante, stomachique, tonique.*

DÉCOCTION D'AUNÉE

Racine d'aunée concassée, 30 gram. Eau, 1 litre. Faites bouillir pendant 15 à 20 minutes à vase clos ; laissez refroidir, filtrez. — 3 à 4 tasses par jour, sucrées à volonté. — Aménorrhée. Asthme. Bronchite chronique. Bronchorrhée. Chlorose. Congestion chronique des poumons. Démangeaisons de la peau. Dysménorrhée. Dyspepsie atonique. Fièvres éruptives : miliaire, scarlatine, rougeole, variole. Leucorrhée atonique. Scrofule.

VIN D'AUNÉE

Racines d'aunée incisées, 30 gram. Alcool à 80°, 30 gram. Laissez en contact 24 heures, ajoutez : vin blanc généreux, 1 litre. Faites macérer deux jours ; passez, exprimez et filtrez. — 2 à 4 petits verres par jour. — Aménorrhée. Asthme. Chlorose. Dysménorrhée. Dyspepsie atonique. Gastralgie. Leucorrhée atonique. Scrofule.

BAUME D'ARCÆUS. Le baume d'arcæus est *détersif*, *stimulant*. Il s'emploie pour le pansement des plaies atoniques.

PRÉPARATION DU BAUME D'ARCÆUS

Suif de mouton, 20 gram. Résine élémi, 15 gram. Axonge, 10 gram. Térébenthine du mélèze, 15 gram. Faites fondre le suif, la résine élémi et l'axonge, ajoutez la térébenthine, passez à travers un tamis fin ; remuez pendant le refroidissement.

BAUME DU COMMANDEUR. Teinture Balsamique. Baume vulnéraire anglais. Le baume du commandeur est un remède populaire, *agglutinatif*, *cicatrisant*, *sédatif*, employé pour le pansement des plaies atoniques, des plaies par instruments tranchants.

PRÉPARATION DU BAUME DU COMMANDEUR

Racine d'Angélique, 3 gram. Sommités fleuries d'hypéricum, 6 gram. Alcool à 80°, 220 gram. Incisez ; faites macérer pendant 4 jours, passez ; exprimez ; ajoutez : Myrrhe pulvérisée, 3 gram. Oliban pulvérisé, 3 gram. Faites macérer pendant 4 jours, ajoutez : Baume de Tolu, 18 gram. Benjoin pulvérisé, 18 gram. Aloès du Cap, pulvérisé, 3 gram. Faites macérer pendant 5 jours ; filtrez, conservez dans un flacon bien bouché

BAUME DE FIORAVENTI. Le baume de Fioraventi est composé avec diverses gommes balsamiques, résines et autres substances fournies par plusieurs plantes exotiques. Il se trouve tout préparé dans les pharmacies. On l'emploi comme *stimulant, tonique*, en frictions dans l'asthénie, l'atonie, les douleurs rhumatismales, le lumbago, la sciatique. En vapeur obtenue en versant quelques gouttes du baume dans le creux de la main dont on approche les yeux pour fortifier la vue.

BAUME OPODELDOCH. Ce baume, presque fluide est *résolutif, sédatif*. Il s'emploie en frictions, matin et soir, dans les douleurs rhumatismales des diverses parties du corps.

PRÉPARATION DU BAUME OPODELDOCH

Savon blanc, 25 gram. Camphre pulvérisé, 7 gram. 5 décigram. Alcool à 85°, 250 gram. Faites dissoudre à une douce chaleur, filtrez ; ajoutez : Essence de thym, 2 gram. Essence de romarin, 4 gram. Ammoniaque liquide, 15 gram. Conservez dans un flacon à large ouverture, bien bouché.

BAUME DE TOLU. Suc résineux, aromatique, extrait pas incisions du tronc du Myrosperme Baumier (Myrospermun toluiferum), arbre exotique de l'Amérique méridionale, appartenant à la famille des *Légumineuses papilionacées*.

Le baume de tolu est : *anticatarhal, antispasmodique, expectorant, stimulant*.

SIROP DE BAUME DE TOLU

Baume de tolu sec, 50 gram. Eau, 1/2 litre. Faites

digérer le baume de tolu avec la moitié de l'eau au bain-marie pendant 2 heures ; agitez fréquemment, décantez, mettez la liqueur de côté, ajoutez le reste de l'eau ; faites encore digérer au bain-marie pendant 2 heures, décantez, réunissez les liqueurs, laissez refroidir ; filtrez ajoutez : sucre, 600 gram. Faites dissoudre au bain-marie ; filtrez au papier. — 1 à 2 cuillerées pour édulcorer les boissons béchiques, pectorales. — Asthme. Blennorrhagies rebelles. Bronchite chronique. Bronchorrhée Cystite chronique. Laryngite chronique. Leucorrhée. Toux opiniâtre.

TABLETTES OU PASTILLES DE TOLU

Baume de tolu pulvérisé, 10 gram. Bicarbonate de soude, 5 gram. Mucilage de gomme adragante et sucre blanc pulvérisé, quantité voulue pour 50 pastilles. — 5 à 15 pastilles par jour. — Même usage que le sirop.

BAUME TRANQUILLE. Baume de Belladone et de Jusquiame composée. Ce baume préparé avec diverses plantes indigènes, se trouve dans toutes les pharmacies. Il s'emploie comme *sédatif* en onctions et frictions dans toutes sortes de douleurs névralgiques et rhumatismales.

BELLADONE (Atropa belladonna) Belle-Dame. Morelle furieuse. Plante indigène de la famille des *Solanées*. Les feuilles et la racine de belladone sont : *antispasmodiques*, *sédatives*, *stupéfiantes*.

L'emploi des préparations de la belladonne à l'*intérieur* exigeant des connaissances expérimentées en médecine, pour en obtenir des bons effets et éviter des intoxications, nous ne mentionnerons ici que les préparations qui peuvent s'employer à l'*extérieur* avec avantage et sans inconvénients.

CÉRAT BELLADONÉ

Extrait aqueux de belladonne, 2 gram. Cérat jaune, 18 gram. Mêlez. — Onctions et pansements réitérés. — Douleurs du cancer. Névralgies faciales.

CIGARETTES DE BELLADONE

Feuilles sèches de belladone incisées, 10 gram. pour 10 cigarettes, de 1 gram. chacune. — 1 à 4 cigarettes par jour ; le malade doit aspirer la fumée. — Asthme.

MIXTURE CHLOROFORMATISÉE

Extrait aqueux de belladonne, 1 gram. Chloroforme, 2 gram. Mêlez. — Imbibez un petit tampon de ouate de cette mixture et introduisez-le, matin et soir, dans l'oreille malade. — Odontalgie. Otalgie. Otite. Otorrhée douloureuse.

POMMADE DE BELLADONE

Extrait aqueux de belladone, 5 gram. Axonge, 30 gram. Mêlez. — Onctions et frictions. — Contractions musculaires. Crampes. Crampes d'estomac. Douleurs névralgiques intercostales. Douleurs névralgiques rhumatismales. Hémorroïdes douloureuses. Sciatique. Torticolis.

POMMADE DE BELLADONE OPIACÉE

Extrait aqueux de belladone, 6 gram. Extrait aqueux d'opium, 1 gram. Axonge, 15 gram. Mêlez. — Onctions et frictions. — Même usage que la pommade précédente.

SUPPOSITOIRES BELLADONÉS

Extrait aqueux de belladone, 3 décigram. Beurre de cacao, 25 gram. Mêlez. — Pour 5 cônes renfermant chacun 6 centigram. d'extrait de belladone. — 1 suppositoire le soir avant de se coucher. — Constipation opiniâtre. Contracture de l'anus. Hernie étranglée.

BENJOIN. Baume extrait par incisions de l'écorce de l'Aliboufier benjoin, arbre exotique de la famille des *Styracacées*. Le benjoin et l'acide benzoïque sont : *expectorants, stimulants, toniques*.

OPIAT PECTORAL

Acide benzoïque, 2 gram. Soufre sublimé, 3 gram. Ipécacuanha pulvérisé, 5 décigram. Sirop de Polygala, 36 gram. Sirop scillitique, 36 gram. Miel de Narbonne, 300 gram. Mêlez. — 1 cuillerée à café 3 ou 4 fois par jour. — Asthme humide. Bronchite chronique. Bronchorrhée Gastrorrhée.

PILULES BALSAMIQUES

Acide benzoïque, 2 gram. Safran pulvérisé, 3 décigram. Baume de tolu, 3 décigram. Gomme ammoniaque, 3 gram. Baume de soufre anisé, 2 gram. Azotate de potasse, 4 décigram. Poudre et sirop de guimauve, quantité suffisante pour faire 40 pilules de poids égal. — 2 à 4 pilules par jour. — Bronchite chronique. Bronchorrhée.

POTION BENZOÏQUE

Acide benzoïque, 5 gram. Potion gommeuse, 125 gram. Faites dissoudre. — La potion entière par cuillerées dans la journée. — Cystite chronique. Gravelle.

POTION BENZOÏQUE COMPOSÉE

Acide benzoïque, 1 gram. Phosphate de soude, 2 gram. Potion gommeuse, 125 gram. Faites dissoudre. — La potion entière à prendre en 3 fois dans la journée. — Goutte. Gravelle.

POUDRE BALSAMIQUE PECTORALE

Benjoin, 5 gram. Iris de Florence pulvérisé, 28 gr. Soufre sublimé, 60 gram. Essence de fenouil, 2 gram. Essence d'anis, 2 gram. Racine de réglisse pulvérisée,

80 gram. Mêlez. Faites 36 paquets de 5 gram. chacun. — 3 ou 4 paquets par jour, dans du miel ou du sirop de gomme. — Bronchite chronique. Bronchorrhée. Gastrorrhée.

FUMIGATION DE BENJOIN

Pour faire ces fumigations, on enveloppe les malades tout nus, dans une couverture de laine imprégnée de vapeurs de benjoin et on les y laisse 2 heures. Pour imprégner la couverture, on entoure avec elle un fourneau allumé sur lequel on jette plusieurs pincées de poudre de benjoin, et quand la laine est bien imprégnée, on emmaillote le malade.

Ces fumigations sont usitées dans les hydropisies et les rhumatismes.

TEINTURE DENTIFRICE

Teinture de benjoin, 20 gram. Teinture de cachou, 80 gram. Essence de menthe, 1 gram. Mêlez. — 1/2 ou 1 cuillerée à café dans 1/2 verre d'eau pour rincer la bouche matin et soir. — Gingivite expulsive. Ramollissement des gencives.

BOUILLON BLANC. (Verbascum thapsus) Molène, herbe de Saint-Fiacre. Plante indigène de la famille des *Scrophulariacées*. Les feuilles et les fleurs de Bouillon blanc, sont : *émollientes*, *expectorantes*.

INFUSION DE FLEURS DE BOUILLON BLANC

Fleurs de Bouillon blanc, 20 gram. Eau bouillante, 1 litre. Laissez infuser à vase clos jusqu'à refroidissement. Filtrez soigneusement afin que les poils rudes qui couvrent les filets des étamines des fleurs, ne restent pas dans l'infusé. — 3 à 4 tasses par jour, sucrées à volonté. — Bronchites aiguë et chronique. Coliques. Dysurie. Entérite. Strangurie.

CATAPLASME DE BOUILLON BLANC

Feuilles de bouillon blanc bouillies dans du lait, quantité suffisante pour 1 cataplasme. — 1 cataplasme matin et soir. — Abcès. Furoncles. Hémorroïdes enflammées. Panaris. Phlegmons. Tumeurs inflammatoires.

LAVEMENT DE BOUILLON BLANC

Feuilles de bouillon blanc, 60 gram. Eau, 1/2 litre. Faites bouillir pendant 10 à 15 minutes ; filtrez. — 1 lavement pendant 3 à 4 jours. — Diarrhée. Dysenterie.

BOURRACHE (Borrago officinalis). Plante indigène de la famille des *Borraginées*. La bourrache est : *diaphorétique, diurétique, émolliente, expectorante.*

INFUSION DE FLEURS DE BOURRACHE

Fleurs de bourrache, 20 à 30 gram. Eau bouillante, 1 litre. Laissez infuser à vase clos jusqu'à refroidissement ; passez. — 3 à 4 tasses chaudes par jour. — Bronchites. Fièvres éruptives : miliaire, rougeole, scarlatine, variole. Fièvres inflammatoires. Lumbago. Pleurodynie. Pneumonie. Point de côté. Rhumatisme musculaire. Sciatique. Toux.

CACAO. Graine du *Théobroma Cacao.* Cacao commun. Cabosse. Arbre exotique de la famille des *Malvacées-Byttnériacées.* Les graines de cacao sont : *émollientes, nutritives, sédatives.*

Le cacao renferme une grande quantité de matière grasse ; le beurre de cacao est employé pour faire des suppositoires simples ou chargés de substances médicamenteuses, ou pour des pastilles sucrées, utiles dans la bronchite et dans la phthisie. Le cacao torréfié, privé de sa pellicule et broyé sert à la préparation du chocolat, aliment très sain quand il est cuit à l'eau ou au lait.

BEURRE DE CACAO

Beurre de cacao, 30 gram. — Onctions, frictions réitérées. — Crevasses. Erosions de la peau. Gerçures des lèvres, des mains et du sein.

CÉRAT AU BEURRE DE CACAO

Beurre de cacao, 15 gram. Cérat simple, 15 gram.; mêlez. — Onctions, pansements. — Même usage que le beurre de cacao.

CACHOU. Matière extractive du bois et des gousses fraîches du Mimosa catechu. Acacia catechu. Terre du Japon. Arbre exotique de la famille des *Légumineuses-Mimosées*. Le cachou est : *astringent, tonique*.

INFUSION DE CACHOU

Cachou concassé, 10 gram. Eau bouillante, 1 litre. Faites infuser à vase clos pendant 1 heure; passez. — 1 à 3 tasses par jour. — Bronchite chronique. Diarrhée chronique. Dyssenterie atonique. Hémoptysies. Hémorrhagies. Ménorrhagie. Métrorrhagies.

INFUSION DE CACHOU COMPOSÉE

Cachou concassé, 16 gram. Cannelle de Ceylan, 4 gr. Eau bouillante, 1 litre. Faites infuser jusqu'à refroidissement; agitez; filtrez. Edulcorez avec 50 gram. de sirop de ratanhia. — Une tasse matin et soir. — Même usage que l'infusion précédente.

MIXTURE DE CACHOU

Cachou pulvérisé, 20 gram. Cannelle pulvérisée, 5 gram. Kino pulvérisé, 15 gram. Opium brut pulvérisé, 1 gram. Sirop de roses rouges, 140 gram. Délayer l'opium avec un peu de vin; mêlez le tout.

— 1 à 4 cuillerées à café par jour. — Diarrhée atonique. Dyssenterie.

SIROP DE CACHOU

Cachou pulvérisé, 10 gram. Eau distillée, 20 gram. Sirop simple, 400 gram. Faites dissoudre le cachou dans l'eau distillée chaude ; mêlez au sirop bouillant ; faites bouillir pendant 20 minutes. — 1 à 4 cuillerées par jour. — Même usage que l'infusion de cachou.

VIN ASTRINGENT

Teinture de cachou, 18 gram. Vin rouge, 200 gram. ; mêlez. — 2 à 5 cuillerées par jour. — Diarrhées. Dyspepsie atonique.

INJECTION ASTRINGENTE

Cachou pulvérisé, 12 gram. Eau bouillante, 1/2 litre. Laissez infuser à vase clos jusqu'à refroidissement ; agitez ; filtrez. — 2 à 3 injections par jour. — Blennorrhagie. Leucorrhée.

LAVEMENT ASTRINGENT

Cachou pulvérisé, 4 gram. Eau chaude, 1/4 de litre. Délayez. — Un lavement matin et soir pendant 3 jours. — Diarrhées atoniques. Hémorrhagies anales ou intestinales. Incontinence d'urine.

TEINTURE DE CACHOU

Cachou pulvérisé, 20 gram. Alcool à 60°, 100 gram. Faites macérer pendant 5 jours ; agitez de temps en temps ; filtrez. — Lotions, applications de compresses imbibées, une cuillerée de teinture étant étendue dans 3 ou 4 fois son poids d'eau. — Excoriations. Gerçures des lèvres, des mains, du mamelon et du nez. Ulcères.

CAFÉ. Graine du caféier d'Arabie (Coffea Arabica). Arbre exotique toujours vert de la famille des *Rubiacées-Cofféacées*. Les graines de café torréfiées et pulvérisées, en infusion, 100 pour 1,000, sont : *astringentes, diaphorétiques, stimulantes, stomachiques, toniques.*

L'infusion de café est employée comme contre-poison de l'opium et des solanées vireuses.

INFUSION DE CAFÉ

Café torréfié moulu, 100 gram. Eau bouillante, 1 litre. Faites infuser 1/4 d'heure à vase clos, ou faites passer l'eau bouillante sur le café dans une cafetière à filtre. — 1 à 2 tasses par jour, sucrées à volonté. — Aménorrhée. Anémie. Asthme. Céphalalgie. Choléra, période algide. Congestion cérébrale. Coqueluche. Diarrhée chronique. Dyspepsie atonique. Dysménorrhée. Fièvres typhoïdes, de forme adynamique. Goutte. Hernie étranglée. Migraine. Paralysie. Rhumatisme chronique.

L'addition d'une ou deux cuillerées à café de cognac ou de rhum, dans une tasse de café, le rend diaphorétique, stimulant.

CAFÉ PURGATIF

Infusion de café, 100 gram. Sirop de sucre, 30 gram. Scammonée pulvérisée, 8 décigram. Citrate de soude, 25 gram Gomme arabique pulvérisée, 8 gram. Triturez la scammonée avec la gomme ; ajoutez l'infusion de café tenant en dissolution le citrate de soude, puis le sirop. — Ce purgatif, d'une saveur agréable, doit être pris chaud, le matin à jeun. — Constipation. Embarras gastrique.

CAFÉ PURGATIF AU SENÉ

Café torréfié moulu, 10 à 15 gram. Sené, 12 à 20 gram. Eau bouillante, 100 gram. Faites infuser à vase clos jusqu'à refroidissement ; passez ; ajoutez : Lait chaud, 120 gram. Sucre, 40 gram. — Purgatif agréable à prendre chaud le matin à jeun. — Constipation. Embarras gastrique.

CAINÇA, (Chiococa anguifuga). Chiocoque anguifuge. Arbrisseau du Brésil, de la Guyane française, du Pérou, de la famille des *Rubiacées-Cofféacées*. La racine du chiocoque anguifuge est : *diurétique, hydragogue*.

DÉCOCTION DE CAÏNÇA

Racine de caïnça incisée, 30 gram. Eau, 1 litre. Faites macérer la racine dans l'eau froide pendant 48 heures, faites ensuite bouillir pendant 10 à 15 minutes à vase clos ; filtrez. — 3 à 4 tasses par jour. — Cystite chronique. Hydropisies.

VIN DE CAÏNÇA

Racine de caïnça incisée, 50 gram. Vin de Malaga, 1/2 litre. Faites macérer huit jours ; filtrez. — 1 cuillerée toutes les 3 heures. — Hydropisies.

CAMOMILLE ROMAINE (Anthemis nobilis). Camomille noble. Camomille odorante. Plante indigène de la famille des *Synanthérées-Sénécionidées*. Les fleurs de Camomille romaine sont : *antispasmodiques, carminatives, fébrifuges, stimulantes, stomachiques, toniques, vomitives* à fortes doses.

INFUSION DE FLEURS DE CAMOMILLE

Fleurs de camomille, 5 à 10 gram. Eau bouillante, 1 litre. Laissez infuser à vase clos jusqu'à refroidissement ; filtrez. — 2 à 3 tasses par jour, sucrées à volonté. — Aménorrhée. Anorexie. Coliques venteuses. spasmodiques. Constipation atonique. Crampes d'estomac. Dysménorrhée. Dyspepsie atonique. Fièvres adynamiques, intermittentes, typhoïdes. Gastralgie. Hystérie. Migraine. Névralgies. Spasmes. Vomissements.

PILULES D'EXTRAIT DE CAMOMILLE

Extrait de camomille, 5 gram. Gomme pulvérisée et poudre de guimauve, quantité suffisante pour 20 pilules. — 2 à 4 pilules par jour. — Même usage que l'infusion.

POTION ANTIDIARRHÉIQUE

Potion gommeuse, 300 gram. Essence de camomille, 1 gram. 5 décigram. Laudanum de Sydenham, 1 gram. Sirop simple, 30 gram. ; mêlez. — 3 ou 4 cuillerées par jour. — Cholérine. Diarrhée rebelle. Vomissements.

POUDRE DE CAMOMILLE

Fleurs de camomille pulvérisées, 10 gram. Faites 10 paquets de poids égal — 1 à 3 paquets par jour, dans du pain azyme ou du miel. — Même usage que l'infusion.

SIROP DE FLEURS DE CAMOMILLE

Fleurs mondées de camomille, 50 gram. Eau bouillante, 100 gram. Laissez infuser à vase clos pendant 12 heures ; passez avec expression à travers un linge ; laissez déposer la liqueur, décantez-la et faites y fondre à une douce chaleur, sucre, 175 gram. — 2 à 3 cuillerées par jour. — Même usage que l'infusion.

HUILE DE CAMOMILLE

Fleurs de camomille, 10 gram. Huile d'olive, 100 gram. Faites digérer sur le feu pendant 2 heures ; agitez de temps en temps ; passez ; exprimez ; filtrez. — Frictions sur l'abdomen plusieurs fois par jour. — Coliques venteuses, spasmodiques. — Frictions sur diverses parties du corps plusieurs fois par jour. — Goutte. Rhumatisme.

HUILE DE CAMOMILLE CAMPHRÉE

Huile de camomille, 60 gram. Camphre râpé, 6 gram. — Embrocations. — Même usage.

CAMPHRE. Huile volatile solidifiée au moyen de l'eau, extraite du bois du laurier camphrier (Laurus camphora). Camphrier du Japon. Arbre exotique de la Chine, des Indes orientales et du Japon, de la famille des *Laurinées*. Le camphre est : *anaphrodiasique, antiseptique, antispasmodique, diaphorétique, parasiticide, résolutif, stimulant, sédatif*.

PILULES DE CAMPHRE

Camphre râpé, 4 gram Extrait de laitue, 4 gram. Mêlez. Pour 40 pilules de poids égal. — 3 à 5 pilules par jour. — Cystite cantharidienne. Dysurie. Erotomanie. Nymphomanie. Spermatorrhée. Uréthrites avec strangurie.

ALCOOL CAMPHRÉ

Camphre, 150 gram. Alcool à 90°, 500 gram. — En *lotions* avec 5, 10 ou 15 fois son volume d'eau, de manière à en affaiblir la force. On en remplit le creux de la main que l'on promène ensuite sur les surfaces qui correspondent au siège de la douleur. En *compresses*, on en verse une quantité suffisante dans une assiette, et l'on imbibe un linge ployé en quatre, qu'on se hâte d'appliquer à froid sur la surface malade. Pour éviter que l'alcool ne passe dans les linges, et afin de rendre son action plus durable, sans que l'odorat du malade en soit trop vivement affecté, on recouvre la compresse avec un mouchoir ou une bande de linge fin fixée au moyen d'un point de fil ou avec une épingle. On renouvelle les lotions et les compresses autant de fois qu'il est nécessaire. — Atonie musculaire. Douleurs rhumatismales. Faiblesse générale, ou d'un ou plusieurs membres. Lumbago. Pleurodynie. Point de côté. Rhumathisme musculaire. Sciatique par refroidissement.

HUILE CAMPHRÉE

Camphre en poudre, 30 gram. Huile d'olive, 250 gr.

La dissolution du camphre dans l'huile se produit à la température ordinaire, par la simple agitation répétée tous les quarts d'heure. Elle est plus prompte, quand on a soin de placer le flacon près du feu, mais non sur le feu. — Frictions renouvelées selon le besoin. — Contractures musculaires. Crampes. Contusions. Douleurs nerveuses, rhumatismales. Goutte. Lumbago. Migraine. Rhumastisme musculaire. Sciatique.

LAVEMENT CAMPHRÉ

Camphre, 5 gram. Jaune d'œuf, 1. Eau tiède, 1|2 litre. Délayez le camphre pulvérisé avec le jaune d'œuf, ajoutez l'eau peu à peu — Un lavement le soir avant de se coucher, renouvelé pendant plusieurs jours. — Cystite cantharidienne. Dysménorrhée. Dysurie. Erections douloureuses. Erotomanie. Fièvres typhoïdes. Hémorrhagies. Nymphomanie. Pollutions nocturnes. Spermatorrhée. Typhus. Uréthrites avec strangurie. Variole noire.

POMMADE CAMPHRÉE

Camphre pulvérisé, 30 gram. Axonge (graisse de porc purifiée), 100 gram. Faites fondre au bain-marie; remuez jusqu'à dissolution complète du camphre. — Frictions réitérées. — Même usage que l'huile camphrée.

POUDRE DE CAMPHRE

Camphre pulvérisé, 60 gram. — Topique. Saupoudrez. — Chancres mous. Charbon ou pustule maligne. Erysipèle gangréneux. Plaies gangréneuses; putrides. Pustules de la variole noire.

CANNELLE DE CEYLAN. Ecorce du Laurier cannellier (Laurus cinnamomum). Cannellier de Ceylan. Arbre exotique de la famille des *Lauracées*. L'écorce du Cannellier de Ceylan est *antispasmodique*, *emménagogue*, *stimulante*, *stomachique*.

POTION DE CANNELLE

Teinture de cannelle, 10 gram. Vin de Malaga, 60 gram. Hydrolat de menthe, 30 gram. Hydrolat de mélisse, 30 gram. Sirop d'écorce d'oranges amères, 20 gram. Mêlez — A prendre en 3 ou 4 fois. — Aménorrhée. Anorexie. Coliques flatulentes. Diarrhée non inflammatoire. Dysménorrhée. Dyspepsies flatulentes. Fièvres graves, de période adynamique. Inertie de l'utérus. Métrorrhagies. Thyphus.

CAPILLAIRE (Adiadum capillus veneris). Capillaire de Montpellier. Adianthe. Cheveux de Vénus. Plante indigène de la famille des *Fougères*, *genre Adianthe*. Le capillaire de Montpellier est : *diaphorétique*, *expectorant*, *stimulant*.

INFUSION DE CAPILLAIRE

Capillaire, 30 gram. Eau bouillante, 1 litre. Laissez infuser à vase clos jusqu'à refroidissement ; passez. — 3 à 4 tasses par jour, coupées avec du lait. — Asthme humide. Bronchites aiguë, chronique. Bronchorrhée. Laryngite. Toux opiniâtre.

SIROP DE CAPILLAIRE

Capillaire, 50 gram. Eau bouillante, 1|2 litre. Faites infuser à vase clos pendant 6 heures ; passez ; exprimez, filtrez ; ajoutez : sucre, 750 gram. Faites dissoudre au bain-marie. — 5 à 10 cuillerées par jour. — Même usage que l'infusion.

CARDAMOME OFFICINAL. (Elletaria cardamomum). Ellétarie cardamone. Plante exotique de l'Inde, de la Jamaïque et de la côte du Malabar, de la famille des *Amomacées*. Les graines des capsules de Cardamome sont : *carminatives*, *stimulantes*, *stomachiques*, *toniques*.

TEINTURE DE CARDAMOME COMPOSÉE

Cardamome concassé, 3 gram. Cannelle concassée, 3 gram. Fruits de carvi concassés, 3 gram. Raisins de Corinthe, 30 gram. Cochenille pulvérisée, 1 gram. 5 décigram. Alcool à 60°, 300 gram. Faites macérer à vase clos pendant 8 jours; passez; exprimez; filtrez. — 1 cuillerée dans 1|4 de litre de vin, à prendre en 2 ou 3 fois, pendant 8 jours. — Anorexie. Asthénie. Coliques flatulentes. Diarrhée atonique. Dyspepsie flatulente.

CASCARILLE OFFICINALE. Ecorce du croton éleutérie (croton eleuteria). Arbrisseau exotique des Antilles d'Amérique, de la famille des *Euphorbiacées*. La cascarille est: *astringente*, *fébrifuge*, *tonique*.

POUDRE DE CASCARILLE

Cascarille pulvérisée, 20 gram. Divisez en 20 paquets de poids égal. — 1 à 2 paquets par jour, à prendre dans les premières cuillerées de potage, ou dans du pain azyme ou dans du miel. — Anorexie. Bronchite chronique. Bronchorrhée. Coliques flatulentes. Diarrhée chronique. Diarrhée des enfants. Dyspepsie. Hémorrhagies passives. Sécrétions insuffisantes de lait chez les nourrices. Vomissements.

CASSE OFFICINALE. Fruit du canéficier officinale (Cassia fistula). Casse en batons. Arbre exotique de l'Egypte et des Indes, de la famille des *Légumineuses-Cœsalpiniées*. La casse est : *laxative*, *purgative*.

INFUSION DE CASSE

Pulpe de casse, 60 gram. Eau bouillante, 1 litre. Délayez ; passez ; ajoutez : sucre, 60 gram. — 1 tasse toutes les 1|2 heures, le matin à jeun. — Constipation.

Embarras gastrique. Entérite. Fièvres inflammatoires. Gastrite.

OPIAT DE CASSE COMPOSÉ

Pulpe de casse, 50 gram. Sirop de roses pâles, 50 gram. Manne pulvérisée, 16 gram. Pulpe de tamarin, 10 gram. Mêlez. — 2 à 4 cuilerées par jour. — Même usage que l'infusion.

CÉANOTHE. (Thé de Jersey). Plante exotique des Etats-Unis, de la famille des *Rhamnées.* La racine de cette plante est : *astringente, résolutive, tonique.*

DÉCOCTION DE RACINE DE CÉANOTHE

Racine de céanothe concassée, 30 gram. Eau, 1 litre. Faites bouillir pendant 20 à 30 minutes. Passez ; exprimez ; filtrez. — 2 à 3 tasses par jour, pendant plusieurs jours. — Blennorrhagie. Blennorhée. Leucorrhée.

CENTAURÉE (petite). Erythrœa centaurium. Petite centaurée. Herbe au centaure. Herbe à chiron. Plante indigène de la famille des *Gentiunacées.* Les sommités fleuries de la petite centaurée sont : *carminatives, fébrifuges, stomachiques, toniques.*

INFUSION DE PETITE CENTAURÉE

Sommités fleuries de petite centaurée, 10 à 20 gr. Eau bouillante, 1 litre. Laissez infuser à vase clos, jusqu'à refroidissement ; passez ; filtrez. — 1 à 3 tasses par jour, sucrées à volonté. — Anorexie. Dyspepsie. Fièvres intermittentes. Flatuosités. Gastralgie. Goutte atonique.

POUDRE DE PETITE CENTAURÉE

Sommités fleuries de petite centaurée pulvérisées, 20 gram. Divisez en 20 paquets de poids égal. — 2 à

4 paquets par jour, dans du pain azyme ou du miel. — Même usage que l'infusion.

CATAPLASME DE PETITE CENTAURÉE

Sommités fleuries de petite centaurée et eau bouillante, quantité suffisante pour 1 cataplasme. — 1 à 2 cataplasmes par jour. — Ulcères atoniques, scorbutiques, scrofuleux.

CERISIER (Cerasus vulgaris). Cerisier vulgaire. Arbre indigène de la famille des *Rosacées*. Les queues de cerise sont : *diurétiques*, *stimulantes*.

DÉCOCTION DE QUEUES DE CERISES

Pédoncules ou queues de cerises, 30 à 40 gram. Eau, 1 litre. Faites bouillir à vase clos pendant 10 à 15 minutes ; passez ; exprimez ; filtrez. — 2 à 4 tasses par jour. — Dysurie. Hydropisie. Rétention d'urine. Strangurie.

CHANVRE (Cannabis indica). Chanvre indien. Plante exotique de la famille des *Urticacées*, tribu des *Cannabinées*. Les feuilles et les fruits de chanvre sont : *antispasmodiques*, *sédatifs*.

PILULES DE CHANVRE

Extrait alcoolique de chanvre indien, 2 gram. Conserve de roses et gomme arabique pulvérisée, quantité suffisante pour 30 pilules de poids égal. — 3 à 5 pilules par jour. — Chorée. Convulsions. Delirium tremens. Douleurs rhumatismales. Epilepsie. Erections douloureuses et nocturnes. Goutte. Hallucinations. Hystérie. Manies. Monomanies. Tétanos.

POTION CALMANTE

Extrait alcoolique de chanvre indien, 1 gram. Infusion légère de café, 240 gram. Sucre, quantité suffisante. Mêlez. — 1 cuillerée d'heure en heure pendant

3 fois, à prendre 3 heures après le dernier repas. La dose peut être augmentée successivement et portée à 2 cuillerées par prise. — Delirium tremens. Erections douloureuses et nocturnes. Hallucinations. Manies. Monomanies. Tétanos.

CHARBON VÉGÉTAL. Produit desséché de la carbonisation du bois et des matières végétales. Les préparations de charbon végétal sont : *antiseptiques*, *stimulantes*, *stomachiques*.

ÉLECTUAIRE CARBONÉ

Charbon de bois lavé et porphyrisé, 100 gram. Magnésie calcinée, 10 gram. Miel blanc, quantité suffisante. Mêlez. 3 à 4 cuillerées à café par jour. — Anorexie. Dyspepsie flatulente. Flatuosités. Gastralgie. Gastrorrhée. Pyrosis. Tympanite.

POUDRE STOMACHIQUE

Charbon de bois lavé, grossièrement pulvérisé, 60 gram. 1 cuillerée dans du pain azyme ou délayée dans de l'eau sucrée avant chaque repas. — Même usage que l'électuaire.

POUDRE ANTISEPTIQUE

Charbon de bois pulvérisé, 30 gram. Quinquina jaune, 8 gram. Camphre pulvérisé, 2 gram. Benjoin pulvérisé, 2 gram. Mêlez. — Pansement renouvelé 3 ou 4 fois par jour. — Plaies gangréneuses, putrides.

CHARDON BÉNIT (Centaurea benedicta) Centaurée bénite. Centaurée diaphorétique. Plante indigène de la famille des *Synanthérées-Carduacées*. Le chardon bénit est : *diaphorétique*, *expectorant*, *fébrifuge*, *tonique*.

INFUSION DE CHARDON BÉNIT

Feuilles et fleurs de chardon bénit, 20 à 40 gram.

Eau bouillante, 1 litre. Laissez infuser à vase clos, jusqu'à refroidissement ; passez ; exprimez ; filtrez. — 3 à 4 tasses sucrées à volonté. — Anorexie. Bronchite chronique. Bronchorrhée. Dyspepsie. Fièvres continues. Fièvres éruptives : miliaire, rougeole, scarlatine, variole. Fièvres intermittentes légères. Gastrorrhée. Pleurésie. Pleurodynie. Pneumonie.

INFUSION VINEUSE DE CHARDON BÉNIT

Feuilles et fleurs de chardon bénit, 25 gram. Eau bouillante. 1|4 de litre. Vin, 1|4 de litre. Laissez infuser à vase clos, jusqu'à refroidissement ; passez ; exprimez ; filtrez. — 1|2 tasse avant chaque repas. — Anorexie. Dyspepsie.

POTION ANTICATARRHALE

Extrait de chardon bénit, 4 gram. Extrait de douce amère, 2 gram. Hydrolat de laurier-cerise, 4 gram. Hydrolat de fenouil, 30 gram. Sirop simple, 200 gr. Mêlez. 4 cuillerées par jour, 1 toutes les 3 heures. — Bronchite chronique. Bronchorrhée. Gastrorrhée. Pleurésie. Pneumonie. Toux opiniâtre.

CHÊNE ROUVRE. (Quercus robur). Chêne commun. Arbre indigène de la famille des *Amentacées-Cupulifères*. L'écorce de chêne est : *astringente, hémostatique, tonique.*

DÉCOCTION POUR USAGES EXTERNES

Ecorce de chêne concassée, 40 à 60 gram. Eau, 1 litre. Faites bouillir 15 à 20 minutes ; passez ; exprimez ; filtrez. — En gargarisme, avec addition de miel blanc. — Angine chronique. Angine gangréneuse. Ramollissement des gencives. — En injections matin et soir. — Blennorrhagies. Blennorhée. Leucorrhée. Relâchement du vagin. — En lavements. — Fissures à l'anus. Hémorrhagies hémorroïdales. — En lotions et applications de compresses imbibées, renouvelées. — Plaies gangréneuses. Ulcères atoniques.

CHICORÉE SAUVAGE (Cinchorium intibus). Chicorée des bords des chemins et des lieux incultes. Plante indigène de la famille des *Synanthérées-Chicoracées*. Les feuilles et les racines de la chicorée sont : *dépuratives, laxatives, stomachiques, toniques*.

INFUSION DE CHICORÉE SAUVAGE

Feuilles de chicorée fraîche, 15 à 25 gram. Eau, 1 litre. Faites bouillir 5 à 10 minutes à vase clos ; passez ; exprimez ; filtrez. — 2 à 3 tasses par jour, sucrées à volonté. — Affections de la peau. Anorexie. Constipation. Dyspepsie. Embarras gastrique.

SIROP DE CHICORÉE COMPOSÉE

Racine de chicorée concassée, 10 gram. Feuilles sèches de chicorée, 16 gram. Rhubarbe de Chine concassée, 10 gram. Eau bouillante, 1/2 litre. Laissez infuser à vase clos, pendant 12 heures ; passez ; exprimez ; filtrez ; ajoutez : sucre blanc, 500 gram. Faites dissoudre au bain-marie. — 2 à 3 cuillerées par jour. — Même usage que l'infusion, en particulier chez les enfants.

CHIENDENT. (Triticum repens). Froment rampant. Laitue de chien. Plante indigène de la famille des *Graminées*. Le chiendent s'emploie comme : *antiphlogistique, diurétique, tempérant*.

DÉCOCTION DE CHIENDENT

Chiendent concassé, 30 à 45 gram. Eau, 1 litre et 1|2. Faites bouillir 3|4 d'heure à 1 heure ; ajoutez vers la fin de l'ébullition, racine de réglisse concassée, 15 gram. Laissez infuser jusqu'à refroidissement ; passez ; exprimez; filtrez. — 3 à 5 tasses par jour. — Calculs biliaires. Coliques néphrétiques. Cystite. Hépatite. Ictère. Néphrite.

CIGUE OFFICINALE. (Conium maculatum). Grande Ciguë. Ciguë de Socrate. Fenouil sauvage. Plante indigène de la famille des *Ombellifères-Smyrnées*. Les feuilles et les semences de la grande ciguë sont : *antispasmodiques*, *diaphorétiques*, *diurétiques*, *sédatives*.

PILULES DE CIGUE COMPOSÉES

Extrait de ciguë non dépuré, 2 gram. Protoiodure de fer pulvérisé, 4 gram. poudre de guimauve, quantité suffisante pour 40 pilules. — 1 pilule matin et soir. — Gastrite chronique avec douleurs lancinantes.

POTION CALMANTE

Alcoolature de feuilles de ciguë, 2 gram. Sirop simple, 300 gram. Mêlez. — 1 cuillerée matin et soir. — Asthme. Contractures. Convulsions. Coqueluche. Douleurs goutteuses, névralgiques, rhumatismales. Hystérie. Scrofule. Tétanos. Toux spasmodique.

CATAPLASME DE CIGUE

Feuilles fraîches de grande ciguë, quantité suffisante. Réduisez en pâte dans un mortier de marbre, et pulpez à travers un tamis de crin. — Applications renouvelées. — Douleurs du cancer.

HUILE DE FEUILLES DE CIGUE

Feuilles fraîches de ciguë, 50 gram., ou feuilles sèches, 10 gram. Huile d'olive, 100 gram. Pilez les feuilles ; faites-les digérer dans l'huile à un feu doux durant 1 heure ; passez ; exprimez. — Onctions, frictions renouvelées. — Contractures. Convulsions tétaniques. Douleurs goutteuses, névralgiques, rhumatismales.

POMMADE CALMANTE

Extrait de suc de ciguë, 5 gram. Axonge benzoïnée. 40 gram. Mêlez. — Onctions, frictions réitérées. — Même usage que l'huile de feuilles de ciguë.

CITRONNIER (Citrus limonum). Citre-limonier. Arbre indigène de la famille des *Rutacés-Aurantiacées*. Le fruit du citronnier nommé citron et l'acide citrique qu'on en retire, sont : *antiseptiques*, *astringents*, *contro-stimulants*, *tempérants*.

LIMONADE DE CITRON

Citrons, 2. Eau froide, 1 litre. Sucre. 50 gram. Frotter les citrons sur le sucre pour imbiber celui-ci de l'huile essentielle contenue dans les utricules du zeste ; faites dissoudre dans l'eau le sucre aromatisé ; ajoutez le suc exprimé des citrons ; passez. — 2 ou 3 verres par jour. — Diarrhée. Fièvres inflammatoires. Gastrite. Hémorrhagies passives. Phelgmasies. Rhumatisme polyarticulaire. Scorbut. Vomissements.

LIMONADE CUITE DE CITRON

Citrons, 2. Eau bouillante, 1 litre. Sucre, 50 gram. Coupez les citrons par tranches ; séparez les semences ; faites iufuser pendant 1 heure ; ajoutez le sucre ; passez. — 3 à 4 tasses chaudes par jour. — Fièvres bilieuses. Fièvres éruptives : miliaire, rougeole, scarlatine, variole. Fièvres nerveuses. Lumbago. Rhumatisme musculaire. Sciatique. Vomissements.

SIROP D'ACIDE CITRIQUE

Acide citrique cristallisé, 1 gram. Eau distillée, 4 gram. Sirop simple, 100 gram. Faites dissoudre. Mêlez ; ajoutez ce sirop à 1 litre d'eau. — 2 à 3 tasses par jour. — Même usage que les limonades.

SIROP CITRIQUE GOMMEUX

Acide citrique, 2 gram. Gomme arabique pulvérisée,

6 gram. Eau distillée, 15 gram. Sirop simple, 100 gram. Faites dissoudre dans l'eau distillée la gomme, puis l'acide citrique ; ajoutez le sirop ; passez. — 3 à 4 cuillerées pour 1 litre de boisson. — 3 à 4 tasses par jour. — Même usage que les limonades.

SUC DE CITRON

Citrons, quantité suffisante. Séparez l'écorce et les semences ; exprimez ; laissez reposer 24 heures ; filtrez. — 1 cuillerée à bouche dans 1|2 verre d'eau sucrée, 8 à 10 fois par jour. — Angine couenneuse. Diarrhée. Diphthérite. Empoisonnements par les euphorbiacées. Hémorrhagies passives. Purpura. Rhumatisme polyarticulaire. Scorbut. Vomissements.

COLLUTOIRE DE SUC DE CITRON

Suc de citron, quantité suffisante. — Pour badigeonner la bouche et la gorge 2 fois par jour. — Angine couenneuse. Diphthérite. Ulcères gangréneux, scorbutiques.

COLLUTOIRE D'ACIDE CITRIQUE

Acide citrique, 2 à 3 gram. Eau, 100 gram. Faites dissoudre. — Badigeonnage de la langue matin et soir — Cancer et ulcères de la langue.

SUC DE CITRON

Suc de citron, quantité suffisante. — Applications 1 à 2 fois par jour. — Plaies gangréneuses. Ulcères cancéreux, putrides, sanieux.

COCA. Feuilles de l'Erythroxyle coca. (Erythroxylum coca). Aymara koka. Hayo. Ipadu. Arbuste exotique cultivé dans la Bolivie et le Pérou, de la famille des *Linacés-Erythroxylées*. Les feuilles de l'Erytroxyle coca sont : *stimulantes*, *stomachiques*, *toniques*.

ELIXIR DE COCA

Feuilles de coca concassées, 100 gram. Alcool à 85°,

400 gram. Faites macérer pendant huit jours ; décantez ; faites bouillir le résidu avec eau, 400 gram. pendant 15 à 20 minutes ; passez ; exprimez ; filtrez ; ajoutez : Sucre, 300 gram. Faites fondre au bain-marie. Réunissez ce sirop à la teinture obtenue par la macération des feuilles de coca ; laissez en contact pendant 48 heures ; filtrez. — 2 à 4 petits verres par jour. — Anorexie, Asthénie. Débilité générale Dyspepsie. Gastralgie. Hypocondrie. Impuissance. Mélancolie. Névroses de l'estomac. Obésité, Phthisie. Rhumatisme. Stérilité. Vomissements.

MASTICATOIRE DE FEUILLES DE COCA

Feuilles choisies et bien conservées de coca, 100 gram. — 1 forte pincée de feuilles que l'on mâche, 3 à 4 fois par jour. — Gingivites mercurielles. Stomatites mercurielles. Ramollissement des gencives.

COCHLEARIA OFFICINAL (Cochlearia officinalis). Cranson officinal. Herbe aux cuilliers. Plante indigène de la famille des *Crucifères*. Les feuilles fraîches de cochléaria sont : *antiseptiques*, *antiscorbutiques*, *résolutives*.

SUC DE COCHLÉARIA

Feuilles fraîches de cochléaria, 500 gram. Feuilles fraîches de cresson, 500 gram. Feuilles fraîches de ményanthe, 500 gram. Pilez dans un mortier de marbre ; exprimez ; filtrez. — 2 à 5 cuillerées par jour. — Affections chroniques de la peau. Athsme humide. Bronchite chronique. Bronchorrhée. Engorgements ganglionaires et vicéraux. Gastrorrhée. Hydropisies. Scorbut. Scrofule. Ulcères scorbutiques.

VIN DE COCHLÉARIA

Feuilles fraîches de cochléaria, 50 gram. Feuilles fraîches de cresson, 50 gram. Feuilles fraîches de ményanthe, 50 gram. Vin blanc, 1 litre. Pilez les feuilles de cochléaria, de ményanthe et de cresson, dans un mortier de marbre : ajoutez le vin blanc ; laissez macérer huit jours ; passez ; exprimez ; filtrez. — 2 à 3 petits verres par jour. — Même usage que le suc.

GARGARISME ANTISCORBUTIQUE

Suc de cochléaria, sus-indiqué, 30 gram. Eau bouillante, 250 gram. Miel blanc, 30 gram. Mêlez. — En gargarisme 2 à 3 fois par jour. — Ramollissement des gencives. Stomatite scorbutique. Ulcères scorbutiques de la bouche.

CODEINE. Alcaloïde tiré de l'opium dont l'action est plus fugace que celle de l'opium, mais donc l'action sédative sans lourdeur de tête est accompagnée de plus de stimulation. On emploie la codéine comme : *anti-spasmodique, sédatif.*

PILULES DE CODÉINE

Codéine, 5 décigram. Thridace, 5 décigram. Poudre de guimauve, quantité suffisante, pour 10 pilules de poids égal. — 1 pilule matin et soir. — Asthme nerveux. Bronchite chronique. Hypocondrie. Insomnie. Névralgies. Polyurie. Toux opiniâtre.

SIROP DE CODÉINE

Codéine, 1 gram. Eau distillée, 175 gram. Sucre blanc, 340 gram. Faites dissoudre la codéine dans l'eau distillée chaude ; ajoutez le sucre ; faites-le fondre ; filtrez. — 2 à 3 cuillerées par jour. Même usage que les pilules.

COLCHIQUE D'AUTOMNE. (Colchicum autumnale). Safran des prés. Tue-chien. Tue-loup. Plante indigène de la famille des *Colchicacées* ou *Mélantha-*

cées. Les semences et les fleurs de colchique d'automne sont : *diaphorétiques, diurétiques, purgatives, sédatives.*

TEINTURE DE SEMENCES DE COLCHIQUE

Semences de colchique pulvérisées, 6 gram. Alcool à 60°, 60 gram. Faites macérer pendant 10 jours ; passez ; exprimez ; filtrez. — 1 cuillerée à café dans 100 gram. d'infusion de café, de menthe poivrée ou de thé ; à prendre par cuillerées dans la journée. Continuez les mêmes doses pendant 5 à 6 jours. — Asthme nerveux. Chorée. Douleurs névralgiques. Douleurs ostéocopes. Goutte. Leucorrhée. Rhumatisme aigu. Rhumatisme chronique. Rhumatisme musculaire.

VIN DE SEMENCES DE COLCHIQUE COMPOSÉ

Teinture de semences de colchique, 25 gram. Alcoolature de feuilles d'aconit, 12 gram. Alcoolature de feuilles de digitale, 5 gram. Vin blanc, 1 litre. Mêlez ; filtrez. — 1 cuillerée matin et soir, dans une tasse de thé. — Même usage que la teinture de semences de colchique.

COLOMBO (Coculus palmatus) Cocule colombo. Petit arbuste exotique de la famille des *Ménispermées* Les racines du cocule colombo sont : *stimulantes, stomachiques, toniques.*

PILULES DE COLOMBO

Racine de colombo pulvérisée, 3 gram. Quinquina gris (Cinchona micrantha) pulvérisé, 2 gram. Quassia amara pulvérisé, 1 gram. Limaille de fer porphyrisée, 1 gram. Mucilage gommeux, quantité suffisante, pour 40 pilules de poids égal. — 2 pilules après chaque repas. — Anémie. Anorexie. Chlorose. Diarrhée atonique. Dyssenterie atonique. Dyspepsie atonique. Gastralgie. Scorbut. Scrofule.

POTION AU COLOMBO

Colombo concassé, 3 gram. Eau, 200 gram. Faites bouillir 5 minutes ; passez ; exprimez ; ajoutez : Sirop d'écorce d'orange amère, 60 gram. — 3 à 5 cuillerées par jour. — Diarrhées atoniques rebelles chez les enfants. Indigestions. Vomissements.

COPAHU. Suc oléo-résineux, extrait par incision du Copayer officinal (Copaifera officinalis). Arbre exotique de l'Amérique méridionale, de la famille des *Légumineuses-Cœsalpiniées*.

Le capahu est employé comme : *antiphlogistique*, *sédatif*, *stimulant*.

EAU DISTILLÉE DE COPAHU

Eau distillée de copahu, 500 gram. (Se trouve préparée dans les pharmacies) Pour masquer l'odeur et la saveur du copahu on additionne : Eau distillée de laurier-cerise, 5 gram. — 2 à 3 tasses par jour. — Blennorrhagies. Blennorrhée. Bronchite chronique. Cystite chronique. Leucorrhée.

INJECTIONS DE COPAHU

Eau distillée de copahu, 200 gram. Laudanum de Sydenham, 1 gram. Mêlez. — Injections uréthrales et vaginales, 5 à 6 fois par jour après la mixtion. — Blennorrhagies. Blennorrhée. Cystite chronique. Leucorrhée.

SUPPOSITOIRE AU BAUME DE COPAHU

Copahu, 72 gram. Opium pulvérisé, 1 décigram. Beurre de cacao, 18 gram. Blanc de baleine, 18 gram. Cire blanche, 1 gram., 2 décigram. Faites fondre à une douce chaleur la cire, le blanc de baleine et le beurre de cacao ; ajoutez le copahu et l'opium, faites 16 suppositoires coniques. — Introduire dans l'anus, 3 à 4 fois par jour, 1 suppositoire qui doit être gardé.

— Blennorrhagie. Blennorrhée. Cystite chronique. Leucorrhée.

COQUELICOT (Papaver rhœas) Pavot des champs. Pavot rouge. Plante indigène de la famille des *Papavéracées*. Les pétales de coquelicot sont : *diaphorétiques*, *expectorants*, *sédatifs*.

INFUSION DE PÉTALES DE COQUELICOT

Pétales de coquelicot, 5 gram. Eau bouillante, 1 litre. Faites infuser à vase clos jusqu'à refroidissement ; passez ; exprimez. — 3 à 4 tasses par jour, sucrées à volonté — Angines. Bronchites. Coqueluche. Fièvres éruptives : miliaire, rougeole, scarlatine, variole. Toux opiniâtre.

INFUSION DE PÉTALES DE COQUELICOT COMPOSÉE

Pétales de coquelicot, 5 gram. Fleurs de violette, 5 gram. Eau bouillante, 1 litre. Laissez infuser à vase clos jusqu'à refroidissement ; passez ; exprimez ; ajoutez : Sirop de gomme, 50 gram. — 3 à 4 tasses par jour. — Même usage que l'infusion précédente.

SIROP DE PÉTALES DE COQUELICOT

Pétales secs de coquelicot, 20 gram. Eau bouillante, 200 gram. Faites infuser pendant 6 heures ; passez ; exprimez ; ajoutez : Sucre concassé, 400 gram. Faites dissoudre au bain-marie. — 2 à 3 cuillerées par jour. — Angines. Bronchites. Coqueluche. Toux opiniâtre.

COURGE. (Cucurbita pepo). Citrouille courge. Gros potiron. Plante indigène de la famille des *Cucurbitacées*. Les graines de citrouille sont : *tænifuges*.

ÉLECTUAIRE DE SEMENCES DE COURGE

Semences de courge mondées, 60 gram. Miel blanc

ou sucre blanc, 60 gram. Faites une pâte fine en broyant le tout. — Toute la quantité ci-dessus à prendre en 1 fois le matin à jeun. Le malade qui a dû s'abstenir de tout aliment depuis 24 heures, a pris la veille au soir 30 gram. d'huile de ricin, dans une tasse de bouillon maigre; il doit prendre encore 30 gram. d'huile de ricin, 1 heure après avoir consommé l'électuaire de semences de courge, afin que l'expulsion du tænia ou ver solitaire soit certaine.

Les semences de courge sèches sont aussi efficaces que les fraîches.

POTION CONTRE LE TÆNIA

Semences de courge mondées, 50 gram. (240 gr. de semences entières fournissent environ 50 gram. de semences mondées). Sucre blanc, 30 gram. Lait, 60 gram. Réduisez les semences en pâte avec le sucre; ajoutez le lait peu peu en triturant; passez; exprimez. — Cette potion doit être prise à jeun en 1 seule fois. Deux heures après on prend 30 gram. d'huile de ricin dans 1 tasse de bouillon maigre chaud.

COUSSO. — Fleurs du coussotier d'Abyssinie. (Brayera abyssinica. Brayera anthelminthica). Arbre exotique de la famille des *Rosacées-Spiréacées*. Les fleurs de cousso sont : *tænifuges*.

INFUSION DE COUSSO

Fleurs de cousso en poudre demi-fine, 20 gram. Eau bouillante, 150 gram. Délayez la poudre dans l'eau bouillante; laissez refroidir. Cette infusion doit être prise en 1 fois et sans avoir été passée, le matin à jeun. Deux heures après on prend 30 gr. d'huile de ricin dans une tasse de bouillon maigre. Si le tænia n'est pas expulsé on renouvelle le remède 3 ou 4 jours après.

POTION TÆNIFUGE

Fleurs de cousso pulvérisées, 20 gram. Sucre blanc pulvérisé, 30 gram.; mêlez. Eau bouillante, 250 gr. Faites infuser le mélange de cousso et de sucre dans l'eau bouillante pendant 1/2 heure. — Cette potion doit être prise sans être passée, le matin à jeun. Deux heures après on prend 30 gram. d'huile de ricin dans 1 tasse de bouillon maigre.

CRÉOSOTE. Principe extrait du goudron végétal. C'est un liquide oléagineux d'une odeur forte et d'une action très pénétrante, employé comme : *antiseptique, cicatrisant, hémostatique, stimulant.*

POTION CRÉOSOTÉE

Créosote, 3 gouttes. Eau commune, 90 gram. Hydrolat de fleurs d'oranger, 30 gram. Essence de citron, 2 gouttes. Mêlez par agitation. — 1 cuillerée toutes les 2 ou 3 heures; administrez en même temps matin et soir 1/4 de lavement avec l'eau créosotée. — Fièvre typhoïde à son début.

EAU CRÉOSOTÉE

Créosote, 1 gram. Eau, 1 litre. Faites dissoudre par agitation. — Lotions, applications renouvelées. — Brûlures. Carie des dents. Plaies atoniques, putrides. Ulcères gangréneux, putrides.

GARGARISME CRÉOSOTÉ

Créosote, 1 gram. Teinture de capsique, 6 gram. Teinture de lavande composée, 12 gram. Teinture de myrrhe, 12 gram.; mêlez; ajoutez : Eau commune, 150 gr. Sirop simple, 30 gr.; mêlez. — En gargarisme 2 à 3 fois par jour, — Angines chroniques. Diphthérite. Laryngite. Muguet. Pharyngite ulcéreuse.

POMMADE CRÉOSOTÉE

Créosote, 1 gram. Axonge, 30 gram.; mêlez. — Pansements. — Eczéma. Ulcères gangréneux, putrides.

CRESSON DE FONTAINE. (Sisymbrium nasturtium). Cresson d'eau. Cresson aquatique. Plante indigène de la famille des *Crucifères*. Le cresson de fontaine est fréquemment employé comme : *antiscorbutique, diurétique, expectorant, stimulant.*

SUC DE CRESSON

Feuilles fraîches de cresson, quantité suffisante. Pilez dans un mortier de marbre; passez; exprimez; filtrez. — 1 tasse matin et soir avec addition d'un peu de sel et d'une tasse de lait cru. — Bronchite chronique, Bronchorrhée. Calculs biliaires et vésicaux. Cystite. Dyspepsie. Hydropisies. Rachitisme. Scorbut. Scrofule.

On peut faire usage également matin et soir, d'une botte de cresson, mangée crue en buvant une tasse de lait cru un peu salé.

GARGARISME DE SUC DE CRESSON

Suc de cresson, 100 gram. Eau, 60 gram. Sel de cuisine, 5 gram. Vinaigre de vin, 5 gram.; mêlez. — En gargarisme matin et soir. — Ramollissement des gencives. Scorbut de la bouche.

CROTON TIGLIUM (Croton cathartique). Tiglium officinale. Arbuste exotique de la famille des *Euphorbiacées*. L'huile extraite des graines du croton tiglium est un *purgatif drastique* qui doit être employé avec beaucoup de prudence. A l'extérieur son action *révulsive* produit de salutaires effets dans diverses maladies.

LOOCH PURGATIF

Looch blanc du Codex, 120 gram. Huile de croton, 2 gouttes; mêlez. — 1 cuillerée d'heure en heure. — Colique saturnine. Congestion cérébrale. Etranglement herniaire. Hydropisies. Invagination. Volvulus.

PILULES PURGATIVES

Huile de croton, 1 goutte. Beurre de cacao, 5 décigram. Racine de guimauve pulvérisée, quantité suffisante; mêlez. Pour 5 pilules de poids égal. — 1 pilule toutes les 1/2 heures jusqu'à effet purgatif; faites avaler chaque fois une tasse de bouillon maigre. — Même usage que le looch purgatif.

POMMADE RÉVULSIVE

Huile de croton tiglium, 2 gram. Tartre stibié, 2 gram. Axonge benzoïnée, 32 gram.; mêlez. — Frictions sur la partie antérieure du cou et le haut de la poitrine. — Bronchite chronique. Laryngite chronique. — Frictions sur la poitrine et les jambes avant l'éruption pour la favoriser vers les jambes. — Variole.

CUBÈBE. Fruits desséchés du poivrier cubèbe. (Piper cubeba). Poivre cubèbe. Poivre à queue. Arbrisseau exotique de la famille des *Pipéracées*. Les fruits du poivrier cubèbe pulvérisés sont : *antiblennorrhagiques, résolutifs, stimulants.*

ÉLECTUAIRE DE CUBÈBE

Cubèbe pulvérisé, 100 gram. Miel blanc, 60 gram. Sirop de goudron, quantité suffisante; mêlez. — 4 à 5 cuillerées à café par jour. — Blennorrhagie aiguë. Incontinence d'urine.

INJECTION DE CUBÈBE

Poivre cubèbe pulvérisé, 8 gram. Eau bouillante, 100 gram. Faites infuser jusqu'à refroidissement; passez; exprimez; filtrez; ajoutez: Extrait aqueux de belladone, 2 décigram; délayez: — 3 à 4 injections par jour. — Blennorrhagie aiguë uréthrale.

LAVEMENT DE CUBÈBE

Cubèbe pulvérisé, 20 gram. Décoction de racine de guimauve, 250 gram; mêlez. — 1 lavement par jour pendant 6 à 8 jours, lorsque le poivre cubèbe ne peut être administré par la bouche. — Blennorrhagie aiguë uréthrale.

DAPHNÉ MÉZÉREUM. (Daphne gnidium). Bois-Gentil. Lauréole femelle. Arbrisseau indigène de la famille des *Daphnacées*. L'écorce de daphné mézéreum est: *antiherpétique*, *diaphorétique*, *stimulante*.

DÉCOCTION DE DAPHNÉ MÉZÉREUM COMPOSÉE

Salsepareille concassée, 60 gram. Eau, 1 litre 1/4. Faites bouillir jusqu'à réduction à 1 litre; ajoutez vers la fin de l'ébullition: Ecorce de daphné mézéreum, 1 gram.; passez; exprimez; ajoutez: Sirop simple, 100 gram.; mêlez. — 3 à 4 verres par jour — Affections rebelles de la peau. Affections syphilitiques.

SIROP DE DAPHNÉ MÉZÉREUM

Extrait alcoolique de daphné mézéreum, 1 décigram. Sirop simple, 500 gram.; mêlez. — 3 à 4 cuillerées par jour. — Même usage que la décoction précédente.

DATTES. Fruit du Dattier cultivé (Phœnix dactylifera). Arbre exotique et indigène, de la famille des *Palmiers* Les dattes sont: *béchiques*, *émollientes*, *expectorantes*, *stomachiques*.

DÉCOCTION DE DATTES

Dattes incisées, 60 gram. Eau, 1 litre. Faites bouillir 5 à 15 minutes à vase clos; passez; exprimez. —

3 à 4 tasses par jour, coupées avec du lait. — Angines. Bronchites. Enrouement. Laryngite. Toux.

DATURA STRAMOINE (Datura stramonium). Pomme épineuse. Herbe du diable. Plante indigène de la famille des *Solanacées*. Les feuilles de datura stramoine sont : *antispasmodiques*, *sédatives*.

L'emploi du datura stramoine à l'intérieur exigeant des connaissances expérimentées en médecine, pour en obtenir de bons effets et éviter des intoxications, nous ne mentionnerons ici que l'emploi que l'on peut en faire à l'extérieur, avec avantage et sans inconvénients.

CIGARETTES ANTISPASMODIQUES SÉDATIVES

Feuilles sèches de datura stramoine, 1 gram. Pour une cigarette, ou fumées dans une petite pipe. — 1 à 3 cigarettes par jour au moment de l'accès. — Asthme. Bronchite chronique. Le malade doit aspirer la fumée.

DIACHYLON. Sparadrap d'emplâtre diachylon gommé. (Se trouve tout préparé dans les pharmacies). Le diachylon est : *agglutinatif*, *stimulant*. Il s'emploie pour le pansement des furoncles, panaris, plaies simples, ulcères ; par bandelettes imbriquées.

Une pièce de diachylon remplace souvent avec avantage un emplâtre de poix de Bourgogne. — Applications sur les points douloureux. — Douleurs rhumatismales. Lumbago. Point de côté.

DIGITALE. (Digitalis purpurea). Digitale pourprée. Gant de Notre-Dame. Plante indigène de la famille des *Scrofulariacées*. Les feuilles fraîches de digitale pourprée sont : *antiphlogistiques*, *diurétiques*, *sédatives*.

PILULES DE DIGITALE

Poudre récente de digitale, 3 gram. Mucilage gommeux et poudre de guimauve, quantité suffisante pour 20 pilules. — 2 à 4 pilules par jour. — Affections du cœur. Albuminerie. Anévrisme de l'aorte. Fièvres intermittentes, puerpérales, typhoïdes. Goutte. Gravelle. Hydropisies. Métrorrhagies. Névralgies de la région précordiale. Palpitations du cœur. Pleurésie. Pleurodynie. Pneumonie. Rhumatisme articulaire aigu. Spermatorrhée.

POTION DE DIGITALE

Infusion de pariétaire, 100 gram. Alcoolature de feuilles de digitale, 4 gram. Sirop simple, 300 gram. Mêlez. — 2 à 4 cuillerées par jour. — Même usage que les pilules de digitale.

CATAPLASME DE FEUILLES DE DIGITALE

Feuilles de digitale, quantité suffisante pour 1 cataplasme, ou bien cataplasme de farine de lin dans lequel on mélange 50 gram. de teinture de digitale. — Applications renouvelées sur la région cardiaque, lorsque les autres préparations de digitale ne peuvent être tolérées par l'estomac. — Affections du cœur. Anévrisme de l'aorte. Névralgies de la région cardiaque. Palpitations du cœur.

TEINTURE DE DIGITALE

Feuilles de digitale, 40 gram. Alcool à 80°, 200 gr. Laissez macérer pendant 10 jours à vase clos ; passez ; exprimez ; filtrez. — Frictions. Applications de compresses imbibées avec portion égale de teinture de scille. — Même usage que les pilules de digitale, à l'extérieur.

DIGITALINE. Principe actif de la digitale, cent fois plus actif que cette dernière, dont 1 milligram. représente 10 centigram. de poudre de digitale, et qui s'emploie dans les mêmes maladies.

GRANULES DE DIGITALINE

Granules de digitaline de 1 milligram. du Codex français, 1 tube de 60 granules. — 1 granule matin et soir pendant 2 jours; 3 granules par jour; 1 granule toutes les 4 heures pendant 2 jours; 4 granules par jour; 1 granule toutes les 3 heures pendant plusieurs jours; ne jamais dépasser le nombre de 4 granules par jour — Même usage que les pilules de digitale.

SIROP DE DIGITALINE

Digitaline, 2 centigram. Sirop simple, 400 gram. Faites dissoudre la digitaline dans un peu d'alcool à 85°. Mêlez. Une cuillerée de ce sirop représente 1 milligram de digitaline. — 2 à 4 cuillerées par jour, progressivement, comme l'emploi des granules de digitaline. — Même usage que les granules de digitaline.

DOUCE-AMÈRE. (Solanum dulcamara). Morelle grimpante. Vigne grimpante. Plante indigène de la famille des *Salanacées*. Les tiges de douce-amère sont : *dépuratives, diaphorétiques, diurétiques.*

DÉCOCTION DE DOUCE-AMÈRE

Tiges concassées de douce-amère, 40 à 50 gram. Eau, 1 litre. Faites bouillir 15 à 20 minutes; laissez refroidir à vase clos; passez; exprimez; filtrez. — 3 à 4 tasses par jour, sucrées à volonté. — Affections de la peau. Bronchite chronique. Douleurs goutteuses, rhumatismales. Eczéma. Herpès. Syphilides.

SIROP DE DOUCE-AMÈRE

Tiges concassées de douce-amère, 50 gram, Eau

bouillante, 1|2 litre. Laissez infuser à vase clos pendant 6 heures ; passez ; exprimez ; filtrez ; ajoutez : sucre, 775 gram. Faites dissoudre au bain-marie ; filtrez à la chausse au moyen d'une boulette faite avec du papier à filtrer. — 3 à 5 cuillerées par jour. — Même usage que la décoction.

EAU-DE-VIE ALLEMANDE. Teinture purgative de jalap composée. Racine de jalap concassée, 8 gram. Racine de turbith, 1 gram. Scammonée d'Alep pulvérisée, 2 gram. Alcool à 60°, 100 gram. Faites macérer pendant 10 jours ; filtrez. — 1 à 3 cuillerées, le matin à jeun, dans 1 tasse d'infusion de thé. — Constipation. Embarras gastrique. Hydropisies.

EAU SÉDATIVE. L'eau sédative est généralement employée comme : *résolutif*, *révulsif*, *sédatif*, *vulnéraire*.

EAU SÉDATIVE FORCE MOYENNE

Ammoniaque liquide, 80 gram. Alcool camphré, 10 gram. Sel de cuisine (sel marin), 30 gram. Eau, 1 litre. On verse, d'un côté, l'alcool camphré dans la quantité prescrite d'ammoniaque liquide ; on bouche avec soin ; on agite le flacon et on laisse reposer un instant le mélange. D'un autre côté, on fait fondre le sel dans la quantité d'eau indiquée, en ayant la précaution d'y verser quelques gouttes d'ammoniaque liquide ; on laisse déposer les impuretés du sel ; et quand le sel est entièrement fondu, on décante ou on filtre l'eau devenue limpide. On y verse ensuite l'ammoniaque camphré, on bouche et l'on agite ; on a soin de la conserver toujours bien bouchée. Pour s'en servir, l'eau sédative doit être étendue de 3, 6 ou 10 fois son volume d'eau, selon les cas. — Lotions et applications de compresses imbibées, renouvelées selon le besoin. — Céphalagie. Chutes. Commotions cérébrales. Congestions cérébrales. Contusions. Coups. Ecchymoses avec collections de sang caillé. Entorses. Fièvres. Migraine.

ÉLATÉRIUM (Momordica elaterium). Momordique élastique. Concombre d'âne. Plante indigène de la famille des *Cucurbitacées*. Le suc des fruits frais de l'élatérium est employé comme : *hydragogue*, *purgatif drastique*.

POTION PURGATIVE

Suc des fruits frais d'élatérium, 1/2 cuillerée à café. Eau gommeuse, 60 gram. Sirop de guimauve, 60 gram ; mêlez. — A prendre en 1 seule fois le matin à jeun. — Hydropisies. Néphrite albumineuse.

ÉLATERINE. Substance extraite de l'élatérium, cristalline, d'une saveur amère, insoluble dans l'eau, soluble dans les acides et l'alcool à chaud. Elle s'emploie comme : *hydragogue*, *purgatif drastique*.

POUDRE D'ÉLATÉRINE

Elatérine pulvérisée, 1 décigram. Crême de tartre pulvérisée, 20 gram ; mêlez ; pour 30 cachets de pain azyme de poids égal. — 3 cachets le matin à jeun ; un cachet d'heure en heure pour obtenir une purgation continue sans coliques. — Hydropisies. Néphrite albumineuse.

ELÉMI. Résine extraite par incisions du tronc de l'Iciquier icicariba. (Icica icicariba). Arbre exotique du Brésil, de la famille des *Térébenthacées-Burcéracées*. La résine élémi est employée comme : *agglutinatif*, *stimulant*, et sert à préparer divers emplâtres.

POMMADE SÉDATIVE

Résine élémi pulvérisée, 10 gram. Cire blanche, 2 gram. Extrait alcoolique de belladone, 40 gram. Faites dissoudre la résine et la cire, incorporez l'extrait. — Onctions, frictions réitérées. — Tumeurs douloureuses. Engorgements douloureux.

ÉLIXIR PARÉGORIQUE de NEW-YORK. Teinture d'opium camphrée. Cet élixir s'emploie comme : *antispasmodique, astringent, sédatif.* — Acide benzoïque, 2 gram. Opium brut, 2 gram. Essence d'anis, 1 gram. 5 décigram. Camphre, 1 gram. 25 centigram. Alcool à 60°, 240 gram. Faites macérer pendant 8 jours ; passez ; exprimez ; filtrez. — 1 à 2 cuillerées à café dans un verre d'eau sucrée ou dans une tasse d'infusion de tilleul, de thé. — Choléra. Cholérine. Coliques. Convulsions. Diarrhée. Dyssenterie. Eclampsies. Hystérie. Suette.

ÉLIXIR DE SANTÉ. Remède secret de *Bonjean*, très vanté comme : *antispasmodique, astringent, stimulant*. La formule ci-dessous reproduit exactement, d'après *Dannecy*, les propriétés physiques et chimiques de l'élixir de santé de Bonjean. — Feuilles de mélisse sèches, 20 gram. Feuilles de menthe poivrée sèches, 20 gram. Feuilles de thé perlé, 40 gram. Cachou, 20 gram. Anis vert, 6 gram. Cumin, 3 gram. Carvi, 3 gram. Ether sulfurique, à 60°, 24 gram. Alcool à 60°, 750 gram. Faites macérer pendant 8 jours ; passez ; exprimez ; ajoutez : Sirop simple, 600 gram. Laissez en contact pendant 8 jours ; filtrez. — 2 à 4 cuillerées par jour. — Asthme. Cholérine. Coliques venteuses. Convalescence. Crampes d'estomac. Diarrhée. Dyspepsie. Hystérie. Indigestions. Migraines. Vertiges dyspepsiques, nautiques. Vomissements.

ERGOT DE SEIGLE. (Sclerotium clavus). Seigle ergoté. Ergot. Production morbide, noire, allongée comme un éperon, occupant dans l'épi la place du grain de seigle et qui appartient à la famille des *Champignons parasites*. L'ergot de seigle s'emploie comme : *emménagogue*, *hémostatique*, *obstétrical*, *stimulant*.

PILULES D'ERGOT DE SEIGLE

Ergot de seigle récemment pulvérisé, 2 gram. Limaille de fer porphyrisée, 4 gram. Sucre en poudre et mucilage de gomme arabique, quantité suffisante pour 40 pilules de poids égal. — 2 à 3 pilules matin et soir avant les repas. — Incontinence d'urine. Leucorrhée. Pollutions nocturnes. Spermatorrhée.

POTION EMMÉNAGOGUE

Ergot de seigle récemment pulvérisé, 2 gram. Hydrolat de menthe, 50 gram. Hydrolat de tilleul, 50 gr. Elixir de Garus, 50 gram. ; mêlez — 1 cuillerée matin et soir. — Aménorrhée. Dysménorrhée.

POTION HÉMOSTATIQUE

Ergot de seigle récemment pulvérisé, 4 gram. Hydrolat de cannelle, 100 gram. Sirop simple, 50 gram. ; mêlez. — 2 à 3 cuillerées par jour. — Ménorrhagie. Métrorrhagies.

POTION OBSTÉTRICALE

Ergot de seigle récemment pulvérisé, 4 gram. Hydrolat de menthe, 30 gram. Sirop simple, 60 gram. ; mêlez. — 1 cuillerée toutes les 10 minutes ; agitez le flacon chaque fois. — Accouchement difficile. Inertie de l'utérus. Rétention du placenta.

LAVEMENT D'ERGOT DE SEIGLE

Ergot de seigle récemment pulvérisé, 4 à 6 gram. Eau bouillante, 375 gram. Faites infuser pendant

10 minutes; passez. — 1 à 2 lavements par jour. — Accouchement difficile. Incontinence d'urine. Inertie de l'utérus. Leucorrhée. Pollutions nocturnes. Rétention du placenta. Spermatorrhée.

Les lavements d'ergot de seigle sont d'une grande ressource, lorsqu'il n'est pas possible d'administrer l'ergot de seigle en pilules ou en potions.

ERYSIMUM-VELAR. (Sisymbrium officinale). Herbe-au-Chantre. Moutarde des haies. Plante indigène de la famille des *Crucifères*. L'érysimum-vélar est fréquemment employé comme : *expectorant, stimulant, tonique.*

SIROP D'ÉRYSIMUM

Erysimum, 300 gram. Eau, 4 litres. Faites bouillir à vase clos jusqu'à réduction de moitié ; passez ; exprimez ; ajoutez : Sucre, 1,500 gram. Faites réduire à vase clos de moitié ; filtrez. — 3 à 4 petits verres par jour. — Aphonie. Bronchite chronique. Enrouement. Extinction de voix. Perte de la voix.

EUCALYPTE GLOBULEUX. (Eucalyptus globulus). Gommier bleuâtre. Arbre à la fièvre. Arbre exotique de l'Australie devenu indigène dans le midi de la France, de la famille des *Myrtacées-Leptospermées*. Les feuilles de l'eucalypte globuleux sont : *antispasmodiques, expectorantes, fébrifuges, stimulantes, toniques.*

DÉCOCTION D'EUCALYPTE GLOBULEUX

Feuilles d'eucalypte globuleux 30 à 40 gram. Eau, 1 litre. 5 à 10 minutes d'ébullition à vase clos ; laissez refroidir ; passez ; exprimez ; filtrez ; ajoutez : Miel blanc ou sucre, 60 gram. ; délayez ou faites fondre. — 3 à 4 tasses par jour. — Anorexie. Blennorrhagie.

Blennorrhée. Bronchites aiguë, chronique. Bronchorrhée. Cystite chronique. Dyspepsie. Fièvres intermittentes. Gastralgie. Gastrorrhée. Leucorrhée. Phthisie avec sueurs profuses. Toux opiniâtre.

POUDRE DE FEUILLES D'EUCALYPTE GLOBULEUX

Feuilles sèches d'eucalypte globuleux pulvérisées, 50 gram. Divisez en 25 paquets de 2 gram. chaque. — 3 à 5 paquets par jour dans du pain azyme ou du miel. — Même usage que la décoction.

La poudre des feuilles d'eucalypte globuleux est préférable à toutes les préparations que l'on peut faire avec ses feuilles ; son action thérapeutique est plus complète et plus efficace parce qu'elle renferme la totalité des principes actifs de l'arbre : tannin, résine, principe amer, essence.

FOUGÈRE MALE. (Nephrodium filix mas). Néphrode. Fougère mâle. Plante indigène de la famille des *Fougères*. La racine de fougère mâle sert à diverses préparations *tænifuges*.

CAPSULES D'EXTRAIT DE FOUGÈRE MALE

Extrait oléo-résineux de fougère mâle, 3 gram. Pour 12 capsules de poids égal. — 2 capsules de 10 en 10 minutes ; 1 heure après la sixième prise, on prend 2 à 4 perles d'éther ; 2 heures après, 30 gram. d'huile de ricin. Si le tænia ou ver solitaire n'est point expulsé, on recommence le même traitement après quelques jours de repos, mais on ajoute à l'huile de ricin, 5 gr. d'essence de térébenthine rectifiée.

PILULES TÆNIFUGES

Extrait éthéré de fougère mâle, 2 gram. 4 décigram. Gomme arabique pulvérisée, 6 décigram. Eau, 6 décigram. Poudre de fougère mâle, quantité suffisante, pour 12 pilules de poids égal. — 2 pilules de

10 en 10 minutes ; 1 heure après la sixième prise, on prend 45 gram. d'huile de ricin dans un bouillon aux herbes. Si le tænia n'est point expulsé, on recommence le même traitement après quelques jours de repos, mais on ajoute aux 45 gram. d'huile de ricin, 8 gram. d'essence de térébenthine rectifiée.

FRAISIER SAUVAGE. (Fragaria vesca). Fraisier des bois. Plante indigène de la famille des *Rosasées-Fragariacées.* La racine du fraisier sauvage est : *astringente, tempérante.*

DÉCOCTION DE RACINE DE FRAISIER

Racines de fraisier, 30 gram. Eau, 1 litre. 10 à 15 minutes d'ébullition ; passez ; exprimez. — 3 à 4 tasses par jour, sucrées à volonté. — Blennorrhagie. Diarrhées. Dyssenterie. Hémoragies passives. Leucorrhée.

GARGARISME DÉTERSIF

Décoction de racines de fraisier, 500 gram. Alun, 2 gram. Miel blanc, 30 gram. Mêlez. — 2 à 4 gargarismes par jour. — Angines. Pharyngites.

FUCUS (Varechs ou Algues). Productions végétales des bords de la mer, riches en gélatine et en matières salines, iodées ou bromurées, qu'on utilise en thérapeutique : 1° Le *Fucus amylaceus* ou *Fucus lichenoïde* ou Mousse indienne de Jafna, de Ceylan. 2° Le *Fucus vesiculosus* ou Varech vésiculeux, et Chêne marin, dont les propriétés sont : *fondantes, résolutives.*

DÉCOCTION DE FUCUS AMYLACEUS

Fucus amylaceus, 20 à 30 gram. Eau, 1 litre. 15 à 20 minutes d'ébullition à vase clos ; passez ; exprimez ; ajoutez : miel ou sucre, 50 gram. Délayez ou faites fondre. — 3 à 4 tasses par jour, comme expectorant, tempérant. — Bronchite chronique. Laryngite chronique. Phthisie pulmonaire.

DÉCOCTION DE FUCUS VESICULOSUS

Fucus vésiculosus. 60 gram. Eau, 1 litre. 15 à 20 minutes d'ébullition à vase clos ; passez ; exprimez ; ajoutez : sucre, 50 gram. Faites fondre. — 3 à 4 tasses par jour, comme adjuvant des pilules de fucus vésiculosus. — Goître. Obésité. Scrofule.

PILULES DE FUCUS VESICULOSUS

Extrait alcoolique de fucus vésiculosus, 4 gram. Poudre de fucus vésiculosus, quantité suffisante pour 40 pilules de poids égal. — 2 à 3 pilules matin et soir avant les repas. — Goître. Obésité. Scrofule.

POTION CONTRE L'OBÉSITÉ

Décoction de fucus vésiculosus, 500 gram. Teinture d'iode, 1 décigram. Iodure de potassium, 2 décigram. 5 centigram. Alcool à 60°, 2 gram. 5 décigram. Sirop simple, 150 gram. Mêlez. — 3 à 4 cuillerées par jour, pendant 3 jours. Le 4e jour, on prend 30 gram. d'eau-de-vie allemande, comme purgatif. On reste 3 jours en repos et on recommence le traitement de la manière indiquée à 2 reprises successives. — Obésité.

FUMETERRE OFFICINALE (Fumaria officinalis). Fiel de terre. Plante indigène de la famille des *Fumariacées*. La fumeterre est : *dépurative*, *diaphorétique*, *stimulante*, *tonique*.

INFUSION DE FUMETERRE

Fumeterre, 30 gram. Eau bouillante, 1 litre. Laissez infuser à vase clos jusqu'à refroidissement ; passez ; exprimez ; filtrez. — 3 à 4 tasses par jour, sucrées à volonté. — Affections du foie. Affections de la peau.

Anorexie. Asthénie. Bronchite chronique, Bronchorrhée. Coliques du foie. Dyspepsie. Gale. Gastrorrhée. Hépatite. Hypocondrie. Ictère. Scorbut. Scrofule. Syphilis.

SIROP DE FUMETERRE

Suc de fumeterre clarifié à chaud, 250 gram. Sucre, 500 gram. Faites dissoudre au bain-marie ; passez à l'étamine. — 3 à 4 cuillerées par jour. — Même usage que l'infusion de fumeterre.

GALBANUM. Gomme-résine, extraite de la Férule erubescente (Férula erubecens). Arbre exotique de la famille des *Ombellifères-Peucédanées*. Le galbanum est : *agglutinatif*, *antispasmodique*, *stimulant*, *tonique*.

ÉMULSION DE GALBANUM

Galbanum sec pulvérisé, 32 gram. Eau, 1 litre. Divisez le galbanum avec un peu d'eau par trituration ; ajoutez l'eau peu à peu ; décantez ; recommencez la trituration autant de fois qu'il est nécessaire, afin que l'émulsion soit homogène. — 2 à 3 tasses par jour.— Angine striduleuse. Asthme humide. Bronchite chronique. Bronchorrhée. Chlorose. Coliques flatulentes. Constipation. Coqueluche. Cystite chronique. Dysménorrhée. Hypocondrie. Hystérie. Spasmes. Toux spasmodique.

PILULES DE GALBANUM

Galbanum sec pulvérisé, 4 gram. 5 décigram. Poudre de guimauve et mucilage gommeux, quantité suffisante pour 30 pilules de poids égal. — 3 à 5 pilules par jour. — Même usage que l'émulsion de galbanum.

ONGUENT DE GALBANUM

Galbanum sec, 8 gram. Poix de Bourgogne, 8 gram. Cire blanche, 16 gram. Faites fondre à une douce chaleur ; ajoutez : Acétate de cuivre pulvérisé, 8 gram.

Essence de térébenthine rectifiée, 1 gram. Créosote, 2gram. Mêlez. — Topiques renouvelés en étendant gros comme un pois de cet oguent sur des petits morceaux de papier fort. — Cors aux pieds. Durillons. Œil-de-perdrix. Ognons.

GAYAC (Guajacum officinale). Arbre exotique de la famille des *Rutacées-Zygophylés*. Le bois et la résine de Gayac sont : *diaphorétiques*, *diurétique*, *emménagogues*, *stimulants*.

DÉCOCTION DE GAYAC

Bois de gayac râpé, 50 gram. Eau, 1 litre 1/2. Faites bouillir ; passez ; laissez déposer ; décantez ; ajoutez : Miel blanc ou sucre, 60 gram. Délayez ou faites fondre. — 2 à 3 tasses par jour. — Affections de la peau. Aménorrhée. Asthme. Bronchite chronique. Dysménorrhée. Goutte. Rhumatisme. Scrofule. Stérilité. Syphilis.

ÉLIXIR ANTIARTHRITIQUE

Résine de gayac pulvérisée, 12 gram. Tafia 500 gr. Faites dissoudre ; filtrez, — 1 à 2 cuillerées le matin ; prendre ensuite une tasse de thé. — Goutte. Rhumatisme.

ÉMULSION DE GAYAC

Résine de gayac pulvérisée, 8 gram. Gomme arabique pulvérisée, 32 gram. Sirop simple, 120 gram. Eau commune, 400 gram. Mêlez la résine avec la gomme ; ajoutez le sirop en triturant, puis l'eau peu à peu. — 5 à 6 cuillerées par jour, 1 toutes les 2 heures. — Même usage que la décoction de gayac.

PILULES DE RÉSINE DE GAYAC

Résine de gayac pulvérisée, 8 gram. Sucre pulvérisé et mucilage de gomme arabique, quantité suffisante pour 40 pilules de poids égal. — 3 à 4 pilules par jour. — Même usage que la décoction de gayac.

GENÊT A BALAI. (Genista scoparia). Genêt commun. Genettier. Arbrisseau indigène de la famille des *Légumineuses*. Les sommités fleuries du genêt à balai, sont : *diurétiques, purgatives*.

DÉCOCTION DE GENÊT

Sommités fleuries de genêt, 30 à 50 gram. Eau, 1 litre. Faites bouillir à vase clos jusqu'à réduction de moitié; passez; exprimez; filtrez. — 1/2 verre le matin, d'heure en heure. — Affections du foie. Albuminerie. Coliques du foie. Hépatite. Hydropisies. Ictère. Néphrite albumineuse. Rhumatisme chronique.

DÉCOCTION DE GENÊT COMPOSÉE.

Sommités fleuries de genêt, 20 gram. Baies de genièvre, 20 gram. Racine de pissenlit, 20 gram. Eau, 1 litre. Faites bouillir à vase clos jusqu'à réduction de moitié; passez; exprimez; ajoutez : sucre, 50 gram. — 3 à 4 tasses par jour. — Même usage que la décoction précédente.

GENÉVRIER. (Juniperus communis). Genévrier commun. Genibre. Arbre indigène de la famille des *Conifères-Cupressinées*. Les baies de genièvre sont : *diaphorétiques, diurétiques, stimulantes, stomachiques, toniques*.

INFUSION DE BAIES DE GENIÈVRE

Baies de genièvre concassées, 20 à 30 gram. Eau bouillante, 1 litre. Laissez infuser à vase clos pendant 6 heures; passez; exprimez; ajoutez : sucre, 60 gr. — 3 à 4 tasses par jour, — Anorexie. Ascite. Blennorrhagie. Calculs. Cystite chronique. Dyspepsie. Dyspnée. Gravelle. Hydropisies. Leucorrhée. Sorbut.

FUMIGATION DE BAIES DE GENIÈVRE

On expose la partie souffrante à la fumée qui se dégage d'un fourneau où l'on brûle des baies de genièvre, ou bien encore, on imprègne de ces vapeurs des draps, des flanelles qu'on applique sur la partie malade. On peut également se servir d'une bassinoire dans laquelle on a mis des charbons ardents sur lesquels on a jeté une poignée de baies de genièvre et que l'on passe entre les draps du lit. On renouvelle ces fumigations autant que le besoin l'exige pour déterminer la diaphorèse. — Courbature. Douleurs rhumatismales. Hydropisies. Lumbago. Néphrite albumineuse. Œdèmes. Rhumatisme musculaire. Sciatique.

GENÉVRIER OXYCÈDRE. (Juniperus oxycedrus). Cade. Petit cèdre. Arbre indigène de la famille des *Conifères-Cupressinées*. La combustion du bois du genévrier oxycèdre donne une huile empyreumatique, désignée sous le nom d'huile de cade. Cette huile est employée avec succès comme : *anti-herpétique, résolutif, sédatif.*

POMMADE A L'HUILE DE CADE

Huile de cade, 6 gram. Axonge benzoïnée, 30 gr. ; mêlez. — Frictions 1 fois par jour. — Acné. Eczéma. Gale. Ichthyose. Impétigo de la tête. Lichen-agrius. Lupus. Prurigo. Psoriasis. Pityriasis. Teigne. — Onctions sur le front, les paupières, les tempes. — Ophthalmie scrofuleuse.

GENTIANE. (Gentiana major lutea). Gentiane jaune. Grande gentiane. Plante indigène de la famille des *Gentianacées*. La racine de gentiane est : *antiseptique, fébrifuge, stomachique, tonique, vermifuge.*

INFUSION DE GENTIANE

Racine de gentiane incisée, 10 à 20 gram. Eau bouillante, 1 litre. Laissez infuser à vase clos jusqu'à refroidissement ; passez ; exprimez ; ajoutez : Sucre, 50 gram. ou sirop de gomme, 30 gram. — 2 à 3 tasses par jour. — Anémie. Anorexie. Chlorose. Diarrhée atonique. Dyspepsie atonique. Fièvres saisonnières. Flatuosités. Gastralgie. Gastrorrhée. Goutte. Ictère. Rachitisme. Scorbut. Scrofule.

INFUSION DE GENTIANE PAR MACÉRATION

Racine de gentiane incisée, 15 à 24 gram. Eau froide, 1 litre. Faites macérer 8 à 12 heures ; passez ; exprimez ; ajoutez : Sucre, 50 gram. ou sirop de gomme, 30 gram. — 3 à 4 tasses par jour. — Même usage que l'infusion précédente.

SIROP DE GENTIANE

Racine de gentiane incisée, 40 gram. Eau bouillante, 500 gram. Laissez infuser à vase clos jusqu'à refroidissement ; passez ; exprimez ; filtrez ; ajoutez : Sucre, 900 gram. Faites fondre au bain-marie. — 2 à 5 cuillerées par jour. — Même usage que l'infusion.

VIN DE GENTIANE

Racine de gentiane incisée, 40 gram. Alcool à 60°, 60 gram. Vin de Malaga, 1 litre. Faites macérer la gentiane dans l'alcool pendant 24 heures ; ajoutez le vin ; laissez en contact pendant 10 jours ; agitez de temps en temps ; passez ; exprimez ; filtrez. — 3 à 4 petits verres par jour. — Même usage que l'infusion de gentiane.

VIN DE GENTIANE COMPOSÉ

Gentiane incisée, 20 gram. Quinquina gris concassé (Cinchona micrantha), 30 gram. Ecorce d'oranges amères, 8 gram. Cannelle blanche concassée,

4 gram. Alcool à 60°, 125 gram. Vin de Malaga, 1 litre. Faites macérer la gentiane, le quinquina, l'écorce d'oranges amères et la cannelle dans l'alcool, pendant 48 heures; ajoutez le vin; laissez en contact pendant 10 jours; agitez de temps en temps; passez; exprimez; filtrez. — 2 à 3 petits verres par jour. — Même usage que l'infusion de gentiane.

GINSENG. (Panax quinquefolium). Ginseng à cinq feuilles. Plante exotique de l'Amérique septentrionale, de la famille des *Araliacées*. La racine de ginseng est : *aphrodisiaque, stimulante, stomachique, tonique.*

DÉCOCTION DE RACINE DE GINSENG

Racine de ginseng concassée, 15 à 20 gram. Eau, 1 litre. 10 à 15 minutes d'ébullition à vase clos; laissez infuser jusqu'à refroidissement; passez; exprimez; filtrez; ajoutez : Sucre, 60 gram. — 3 à 4 tasses par jour. — Anémie. Anorexie. Asthénie. Dyspepsie. Impuissance. Stérilité.

PILULES DE GINSENG

Racine de ginseng pulvérisée, 4 gram. Vanille pulvérisée, 4 gram. Résine de gayac pulvérisée, 2 gram. Essence de cannelle, 2 gouttes. Teinture d'ambre gris, 1 goutte. Sucre pulvérisé et mucilage de gomme arabique, quantité suffisante pour 50 pilules de poids égal. — 2 à 3 pilules matin et soir avant les repas. — Même usage que la décoction.

GOMME AMMONIAQUE. Gomme-résine qui s'écoule des tiges et des rameaux du Dorème ammoniaque. (Dorema ammoniacum). Plante exotique de l'Asie septentrionale, de la famille des *Ombellifères-Peucédanées*. La gomme ammoniaque est très employée comme : *antispasmodique, expectorante, résolutive, stimulante.*

ÉMULSION DE GOMME AMMONIAQUE

Gomme ammoniaque pulvérisée, 32 gram. Eau, 1 litre. Divisez la gomme ammoniaque avec un peu d'eau par trituration ; ajoutez l'eau peu à peu ; décantez ; recommencez la trituration autant de fois qu'il est nécessaire, pour que l'émulsion soit homogène. — 2 à 3 tasses par jour, sucrées à volonté. — Aménorrhée. Asthme humide. Bronchite chronique. Bronchorrhée. Cystite chronique. Dyspepsie. Gastrorrhée. Leucorrhée. Toux opiniâtre.

PILULES PECTORALES

Gomme ammoniaque pulvérisée, 4 gram. Soufre sublimé et lavé, 4 gram. Sucre pulvérisé et mucilage gommeux, quantité suffisante pour 40 pilules de poids égal. — 5 à 8 pilules par jour. — Asthme humide. Bronchite chronique. Bronchorrhée. Gastrorrhée. Toux opiniâtre.

PILULES ANTICATARRHALES

Gomme ammoniaque pulvérisée, 2 gram. Oléo-résine de térébenthine, 3 gram. Baume de tolu, 1 gram. Extrait d'opium, 2 décigram. ; mêlez pour 40 pilules de poids égal. — 3 à 6 pilules par jour. — Même usage que l'émulsion.

PILULES PECTORALES PURGATIVES

Gomme ammoniaque pulvérisée, 1 gram. Rhubarbe pulvérisée, 1 gram. Savon médicinal, 1 gram. ; mêlez ; pour 20 pilules de poids égal roulées dans de la poudre de guimauve. — 3 à 6 pilules par jour. — Bronchite chronique, compliquée d'anorexie et de constipation.

SIROP PECTORAL

Gomme ammoniaque pulvérisée, 60 gram. Vin

blanc, 300 gram. Divisez au bain-marie; ajoutez: Sucre, 500 gram. Faites dissoudre au bain-marie; passez; exprimez; filtrez. — 3 à 5 cuillerées par jour. — Même usage que l'émulsion.

EMPLATRE DE GOMME AMMONIAQUE

Gomme ammoniaque purifiée, 2 gram. Cire jaune, 1 gram. Poix résine, 1 gram. Térébenthine du Mélèze, 1 gram. Faites dissoudre à un feu doux; remuez pendant le refroidissement; étendez sur une peau fine en écusson. — Topique renouvelé selon le besoin. — Engorgements des articulations. Engorgements glanduleux. Tumeurs froides des membres, comme résolutif, stimulant.

GOMME ARABIQUE. Gomme qui s'écoule naturellement ou par incisions pratiquées aux branches de l'acacie arabique (Acacia arabica). Acacia vera. Gommier rouge. Arbre exotique de l'Arabie, de l'Inde, du Sénégal, de la famille des *Légumineuses-Mimosées*. Il y a aussi la gomme du Sénégal; la gomme des Indes; la gomme du Cap; la gomme de Barbarie. Toutes sont *adoucissantes*, légèrement *astringentes* et *tempérantes*.

Les diverses préparations faites avec la gomme arabique et autres gommes similaires, sont adoucissantes et tempérantes. Très employées dans les irritations de la gorge, du tube digestif, des voies urinaires, etc., etc.

EAU GOMMEUSE

Gomme arabique pulvérisée, 20 gram. Eau, 1 litre. Faites dissoudre la gomme à froid; passez; ajoutez: Sucre pulvérisé, 30 gram. — 3 à 4 tasses par jour. — Bronchite aiguë. Diarrhée. Entérite. Gastrite. Laryngite. Toux.

POTION GOMMEUSE

Gomme arabique pulvérisée, 20 gram. Sirop de gomme, 60 gram. Hydrolat de fleurs d'oranger, 20 gr. Eau, 200 gram. Triturez la gomme avec le sirop, l'hydrolat de fleurs d'oranger et l'eau commune; mêlez. — 2 à 3 cuillerées par jour. — Même usage.

POUDRE GOMMEUSE DIURÉTIQUE

Gomme arabique pulvérisée, 60 gram. Racine de réglisse pulvérisée, 40 gram. Azotate de potasse, 16 gram. Sucre pulvérisé, 60 gram.; mêlez. Faites 16 paquets de 11 gram. chacun. — 1 paquet dans 1 litre d'eau froide; faites dissoudre; 3 à 4 verres par jour. — Blennorrhagie. Cystite. Dysurie. Strangurie.

SIROP DE GOMME

Gomme arabique lavée, 100 gram. Eau distillée, 200 gram. Faites dissoudre la gomme; passez; ajoutez : Sirop simple, préparé à froid, 900 gram.; mêlez. — Correctif très usité. — Doses *ad libitum.*

GOUDRON VÉGÉTAL. Produit de la combustion du bois de pin et de sapin. Le meilleur goudron est celui qui vient de Norwège et des Landes. Le goudron sert à diverses préparations qui sont usitées comme : *anticatarrhales*, *antiseptiques*, *astringentes*, *désinfectantes*, *détersives*, *parasiticides*, *stimulantes*.

EAU DE GOUDRON

Goudron, 5 gram. Poudre de charbon de bois, 10 gram.; mêlez; ajoutez : Eau froide, 1 litre; mêlez; laissez macérer pendant 4 heures; agitez de temps en temps; passez. — 3 à 4 verres par jour. — Blennorrhagie. Blennorrhée. Bronchite chronique. Bronchorrhée. Cystite chronique. Entérite. Gastrite. Gastrorrhée. Laryngite. Leucorrhée. Ozène. Phthisie laryngée. Phthisie pulmonaire. Toux opiniâtre.

Cette eau de goudron s'emploie également pour injections, irrigations et lotions.

L'eau de goudron, préparée comme on le fait souvent, en versant presque indéfiniment de l'eau nouvelle sur le goudron qui a déjà servi, ne peut être considérée comme un médicament efficace.

PILULES DE GOUDRON

Goudron, 5 gram. Baume du Pérou, 5 gram. Poudre de saponaire, 3 gram. Pour 50 pilules de poids égal. — 5 à 8 pilules par jour. — Même usage que l'eau de goudron.

ÉMULSION DE GOUDRON

Goudron, 20 gram. Jaune d'œuf, 2. Eau, 160 gr. Triturez le goudron avec les 2 jaunes d'œuf; ajoutez l'eau peu à peu en triturant. Cette émulsion très active peut être étendue d'eau à volonté. — Lotions renouvelées. — Plaies gangréneuses, putrides, suppurantes. — Injections matin et soir. — Blennorrhagie. Blennorrhée. Leucorrhée.

FUMIGATIONS DE GOUDRON

Pour respirer les vapeurs de goudron dans les cas de bronchite chronique, bronchorrhée, gastrorrhée, laryngite, phthisie laryngée, phthisie pulmonaire, toux opiniâtre, il faut mettre une certaine quantité de goudron dans une assiette placée sous le lit du malade, ou fumer un tube de verre, de jonc ou de bambou, tous les jours, barbouillé à l'intérieur avec du goudron. On arrive au même résultat à l'aide de clous fumants que l'on allume dans la chambre des malades et que l'on prépare avec parties égales de goudron, de poudre de charbon de bois et d'azotate de potasse.

GLYCÉRÉ DE GOUDRON

Goudron purifié, 20 gram. Glycérine, 52 gram. Alcool à 85°, 10 gram. Amidon de blé, 4 gram. Eau,

4 gram. ; mêlez le goudron avec l'alcool ; faites chauffer vers 60° ; agitez ; ajoutez la glycérine et l'amidon délayé avec l'eau ; faites chauffer en agitant jusqu'à ce que la masse prenne la consistance d'une gelée homogène. — Onctions, frictions matin et soir. — Eczéma. Gale. Gerçures des mains. Herpès circiné. Impétigo. Lèpre. Lichen. Phthiriase. Prurigo, Psoriasis. Pityriasis. — Pansements renouvelés. — Plaies gangréneuses, putrides, suppurantes.

POMMADE DE GOUDRON

Goudron purifié, 3 gram. Sous-carbonate de soude, 3 gram. Huile de cade, 3 gram. Axonge, 40 gram. ; mêlez. — Onctions, frictions réitérées. — Même usage que le glycéré de goudron.

En ajoutant à cette pommade : camphre pulvérisé, 3 gram., on a la pommade de goudron camphrée. On peut également ajouter à la pommade de goudron : soufre sublimé, 4 gram. et on a la pommade de goudron soufrée. Ces pommades s'emploient avantageusement dans les mêmes cas indiqués pour l'emploi de la pommade de goudron, qui ne tache pas le linge, car le goudron et l'huile de cade, aussi bien que l'axonge, s'émulsionnent dans l'eau en présence du carbonate de soude.

GRENADIER. (Punica granatum). Balaustier. Grenadier commun. Arbre indigène de la famille des *Myrtacées-Granatées*. L'écorce de la racine du grenadier est : *Tænifuge*.

DÉCOCTION DE RACINE DE GRENADIER

Ecorce fraîche de racine de grenadier, 40 gram. Eau, 1|2 litre. Faites bouillir jusqu'à réduction de moitié ; passez ; exprimez ; filtrez. — Toute la dose en 2 fois à demi-heure d'intervalle, le matin à jeun.

2 heures après, le malade doit prendre 30 à 45 gram. d'huile de ricin dans du café ou dans du bouillon gras. Si le tænia n'est pas expulsé, renouvelez le même traitement, après quelques jours de repos.

A défaut d'écorce de racine fraîche, on peut se servir de l'écorce sèche en la faisant macérer 24 heures dans l'eau qui doit servir pour la décoction, puis, on fait bouillir jusqu'à réduction de moitié.

GUACO. (Mikania Guaco). Plante exotique du Brésil, de la Colombie, de la famille des *Synanthérées-Eupatoriacées*. Le guaco est : *antiseptique, astringent, résolutif, stimulant, tonique.*

INFUSION DE GUACO

Guaco, 30 à 45 gram. Eau très bouillante, 1 litre. Faites infuser à vase clos jusqu'à refroidissement ; passez ; exprimez ; filtrez ; ajoutez : Sucre, 60 gram. — 3 à 4 tasses par jour. — Blennorrhagie. Blennorrhée. Chancres. Choléra. Cholérine. Diarrhée atonique. Dyssenterie atonique. Leucorrhée. Ophthalmie purulente, blennorrhagique. Syphilis.

ELIXIR DE GUACO

Guaco incisé, 125 gram. Alcool à 85°, 500 gram. Faites macérer pendant huit jours ; décantez ; faites bouillir le résidu avec eau, 400 gram., pendant 15 à 20 minutes ; passez ; exprimez ; filtrez ; ajoutez : Sucre, 400 gram. Faites fondre au bain-marie. Réunissez ce sirop à la teinture obtenue par la macération du guaco dans l'alcool ; laissez en contact pendant 48 heures ; filtrez. — 1 à 3 cuillerées par jour. — Même usage que l'infusion.

En temps d'épidémie cholérique, l'élixir de guaco, pris à la dose de 2 à 3 petits verres à liqueur par jour, est un bon préservatif. Lorsque l'on est atteint par le choléra ou par la cholérine, on prend 1 cuillerée toutes les heures d'élixir, et, si la soif est vive on peut en donner plus souvent avec de l'eau : Elixir de guaco, 100 gram. Eau, 300 gram , par cuillerées.

GUARANA ou **PAULLINIA**. (Paullinia sorbilis) Arbre exotique de l'Uruguay, de la famille des *Sapindacées*. Les graines, ou mieux l'extrait qu'on en retire, que l'on appelle guarana est employé comme : *astringent*, *tonique*.

POUDRE DE GUARANA

Guarana pulvérisé, 20 gram. Divisez en 20 paquets de poids égal. — 1 paquet dans du pain azyme ou en cachet, 3 à 4 fois par jour. — Asthénie. Blennorrhagies. Blennorrhée. Diarrhée Dyspepsie. Dyssenterie. Hémorrhagies. Leucorrhée. Migraine.

SIROP DE GUARANA

Extrait alcoolique de guarana, 5 gram. Sirop simple, 500 gram. Faites dissoudre dans le sirop. — 3 à 6 cuillerées par jour. — Même usage que la poudre.

GUIMAUVE. (Althœa officinalis). Althée. Plante indigène de la famille des *Malvacées*. Les fleurs et la racine de guimauve sont : *antiphlogistiques*, *émollientes*, *expectorantes*, *tempérantes*.

INFUSION DE FLEURS DE GUIMAUVE

Fleurs de guimauve, 20 gram. Eau bouillante, 1 litre. Faites infuser à vase clos jusqu'à refroidissement ; passez ; exprimez ; ajoutez : Miel blanc ou sucre, 50 gram. (On peut remplacer les fleurs par 20 gram. de racine de guimauve). — 3 à 5 tasses par jour. — Angines. Bronchite aiguë. Cystite. Enrouement. Entérite. Toux.

SIROP DE GUIMAUVE

Racine de guimauve sèche incisée, 30 gram. Eau, 200 gram. Faites macérer à froid pendant 12 heures ; passez sans expression et mêlez avec : Sirop simple, 1,000 gram. Faites cuire en consistance ; passez. — 5 à 10 cuillerées par jour. — Même usage que l'infusion.

DÉCOCTION DE RACINE DE GUIMAUVE

Racine de guimauve incisée, 40 à 60 gram. Eau, 1 litre. Faites bouillir 5 à 10 minutes ; passez. Pour bains locaux, fomentations, gargarismes, lavements, lotions.

GARGARISME ADOUCISSANT

Décoction de guimauve, 200 gram. Miel blanc, 30 gram. Délayez. — Gargarismes renouvelés. — Angines. Aphtes. Gingivite. Pharyngite. Stomatite.

GARGARISME ASTRINGENT

Décoction de guimauve, 200 gram. Alun cristallisé, 3 gram. Mellite de roses, 30 gram. Faites dissoudre ; mêlez. (La dose d'alun peut être portée jusqu'à 6 gr.). — Gargarismes renouvelés. — Angine chronique. Pharyngite granuleuse.

GARGARISME AU CHLORATE DE POTASSE

Décoction de guimauve, 200 gram. Miel blanc, 12 gram. Chlorate de potasse, 3 gram. Faites dissoudre. — Gargarismes renouvelés. — Angines. Stomatites mercurielle, ulcéreuse.

LAVEMENT DE GUIMAUVE

Décoction de guimauve, 300 gram. — Lavements réfractés. — Constipation. Cystite. Entérite. Ténesme.

HOUBLON. (Humulus lupulus). Houblon commun. Houblon grimpant. Plante indigène de la famille des *Urticées-Cannabinées*. Les cônes de houblon sont : *astringents, diaphorétiques, diurétiques, stomachiques, toniques, vermifuges*.

INFUSION DE HOUBLON

Cônes de houblon, 12 à 20 gram. Eau bouillante, 1 litre. Faites infuser à vase clos jusqu'à refroidissement ; passez ; exprimez ; ajoutez : Miel blanc ou sucre, 50 gram. — 3 à 4 tasses par jour. — Affections de la peau. Ascarides lombricoïdes. Asthénie. Calculs. Dyspepsie Erections nocturnes. Gastrite ulcéreuse. Leucorrhée. Oxyures. Pollutions nocturnes. Scorbut. Scrofule.

SIROP DE HOUBLON

Cônes de houblon, 30 gram. Eau bouillante, 300 gr. Faites infuser à vase clos pendant 6 heures ; passez ; exprimez ; filtrez ; ajoutez : Sucre concassé, 600 gr. Faites dissoudre au bain-marie. — 3 à 5 cuillerées par jour. — Même usage que l'infusion.

CATAPLASME DE HOUBLON

Cônes de houblon et eau bouillante, quantité suffisante pour 1 cataplasme conforme à la surface qu'il doit couvrir. — 1 cataplasme matin et soir. — Gonflements douloureux Ulcères douloureux, atoniques. Ulcères cancéreux.

HYDROCOTILE ASIATIQUE. (Hydrocotile asiatica). Plante exotique de l'Asie orientale, de la famille des *Ombellifères*. L'hydrocotile est : *antiherpétique, antisyphilitique, résolutif, stimulant*.

DÉCOCTION D'HYDROCOTILE

Hydrocotile sèche, 30 gram. Eau commune, 1 litre 1|4 Faites réduire à vase clos, par l'ébullition, à 1 litre ; passez ; exprimez ; ajoutez : Sucre, 50 gram. — 1 litre par jour en 4 ou 5 prises, pendant 3 semaines. Adjuvants : sirop d'hydrocotile et bains. Affections chroniques de la peau. Eczéma. Goutte. Lèpre. Prurigo. Psoriasis. Rhumatisme chronique. Scrofule. Syphilis.

SIROP D'HYDROCOTILE

Extrait alcoolique d'hydrocotile, 2 gram. 5 décigr. Sucre candi pulvérisé, 700 gram. Eau distillée, 350 gram. Triturez l'extrait avec le sucre ; ajoutez l'eau peu à peu en triturant ; faites dissoudre au bain-marie. — 1 cuillerée matin et soir. — Même usage que la décoction.

BAIN D'HYDROCOTILE

Hydrocotile sèche, 500 gram. Eau, 5 litres. Faites bouillir pendant 15 à 20 minutes ; passez ; ajoutez à l'eau du bain. — 1 bain de 3/4 d'heure, tous les jours pendant 3 semaines, concurremment avec l'usage de la décoction et du sirop d'hydrocotile.

Il importe de prendre, dans le cours du traitement, une fois par semaine, 30 à 40 gram. d'eau-de-vie allemande dans une tasse de thé chaud et sucré. L'efficacité de ce traitement est souveraine pour la guérison des maladies que nous avons indiquées.

HYSSOPE OFFICINALE. (Hyssopus officinalis). Hyssopos. Plante indigène de la famille des *Labiées Saturéinées*. Les sommités fleuries de l'hyssope, sont : *diaphorétiques*, *emménagogues*, *expectorantes*, *stimulantes*, *stomachiques*, *toniques*, *vermifuges*.

INFUSION D'HYSSOPE

Sommités fleuries d'hyssope, 10 à 15 gram. Eau bouillante, 1 litre. Faites infuser à vase clos jusqu'à refroidissement ; passez ; exprimez ; ajoutez : Sirop de gomme, 30 gram. ou sucre, 50 gram. — 3 à 4 tasses par jour. — Aménorrhée. Ascarides lombricoïdes.

Asthme. Bronchite chronique. Bronchorrhée. Dysménorrhée. Fièvres éruptives : miliaire, rougeole, scarlatine, variole. Gastrorrhée. Laryngite. Oxyures. Toux opiniâtre.

DÉCOCTION D'HYSSOPE

Sommités fleuries d'hyssope, 30 à 50 gram. Eau, 1 litre. 5 à 10 minutes d'ébullition à vase clos ; passez ; exprimez. — En collyres renouvelés, dans les ophthalmies catarrhales. — En fomentations dans les blessures, les contusions, les entorses. — En gargarismes avec addition d'un peu de miel blanc, dans les angines simples ou diphthéritiques. — En lotions pour résoudre les ecchymoses, celles des paupières en particulier.

IPÉCACUANHA. (Cephælis ipecacuanha). Céphélide ipécacuanha. Ipecacuanha officinal. Ipécacuanha gris annelé. Plante exotique du Brésil, de la famille des *Rubiacées-Psychotriées*. La racine de céphélide ipécacuanha est : *contro-stimulante*, *eméto-cathartique*, *expectorante*, *purgative*, *stimulante*, *tonique*, *vomitive*.

POUDRE D'IPÉCACUANHA EXPECTORANTE

Ipéca pulvérisé, 4 décigram. Divisez en 10 paquets de poids égal. — 1 paquet toutes les 2 ou 3 heures dans du pain azyme ou en cachets. — Asthme sec ou humide. Bronchite chronique. Bronchorrhée. Coqueluche. Gastrorrhée. Hémoptysie. Laryngite. Pneumonie catarrhale. Toux opiniâtre.

POUDRE D'IPÉCACUANHA KERMÉTISÉE

Ipéca pulvérisé, 4 décigram. Kermès pulvérisé, 2 décigram. ; mêlez ; pour 20 cachets de poids égal. — 3 à 4 cachets par jour. — Même usage que la poudre précédente.

POUDRE VOMITIVE

Ipéca pulvérisé, 2 gram. Divisez en 4 cachets de poids égal. — 1 cachet de demi-heure en demi-heure, soit 4 prises. L'abondance des boissons tièdes favorise le vomissement, on donne ordinairement une infusion de fleurs de camomille ou de fleurs de violette. — Par tasses tièdes. — Embarras gastrique. Empoisonnements. Indigestions.

POTION VOMITIVE

Ipéca pulvérisé, 1 gram. Emétique pulvérisé, 5 centigram. Eau tiède, 100 gram.; délayez. — A prendre en 1 fois ou en 2 fois, à 1/4 d'heure d'intervalle; boissons tièdes abondantes. — Même usage que la poudre vomitive.

POTION ANTICROUPALE

Ipéca pulvérisé, 1 gram. Emétique pulvérisé, 1 décigram. Infusion de polygala, 150 gram. Oxymel scillitique, 10 gram. Sirop d'ipéca, 30 gram.; mêlez. — 1 cuillerée tous les 1/4 d'heure. — Croup.

SIROP D'IPÉCACUANHA

Extrait alcoolique d'ipéca, 1 gram. Eau distillée, 8 gram. Sirop simple, 100 gram. Faites dissoudre l'extrait dans l'eau froide; filtrez; ajoutez la dissolution au sirop; faites cuire bouillant. (Ce sirop se trouve préparé dans toutes les pharmacies). — 2 à 4 cuillerées à café par jour comme expectorant. 3 à 5 cuillerées à soupe comme vomitif. — Même usage que la poudre expectorante et que la poudre vomitive.

TABLETTES D'IPÉCACUANHA

Ipéca pulvérisé, 1 gram. Sucre pulvérisé, 50 gram. Gomme adragante, 4 décigram. Hydrolat de fleurs d'oranger, 4 gram.; mêlez la poudre avec 4 gram. de sucre; faites avec la gomme adragante et l'hydrolat un mucilage auquel vous ajouterez d'abord le reste du sucre, puis le mélange de sucre et d'ipéca ; faites 100 tablettes. Chaque tablette représente 1 centigram. de poudre d'ipéca. (Ces tablettes se trouvent préparées dans les pharmacies). — 3 à 10 tablettes par jour. — Même usage que la poudre d'ipécacuanha expectorante.

JABORANDI. On désigne sous le nom de Jaborandi un médicament diaphorétique puissant et sialagogue énergique, qui a été récemment introduit dans la thérapeutique. Ce sont les feuilles du Pilocarpus pinnatus. (Pilocarpus pinnatifolius). Arbre exotique du Brésil, de la famille des *Rutacées*. Les feuilles du jaborandi sont : *diaphorétiques*, *sialagogues*.

INFUSION DE FEUILLES DE JABORANDI

Feuilles de jaborandi avec les ramuscules qui les supportent, 5 à 6 gram. Faites infuser dans une tasse d'eau très bouillante pendant 40 à 60 minutes ; passez ; exprimez. — Toute l'infusion, chaude ou froide, en 1 fois. Dix minutes après l'ingestion de la boisson, et sans qu'il soit nécessaire de la boire chaude, le sujet, qui doit se coucher et bien se couvrir, est envahi par des sueurs profuses pendant 4 à 5 heures ; en même temps survient une sécrétion salivaire et bronchique qui peut égaler 1 litre et plus, en moins de 2 heures, et qui est tellement abondante, que la parole devient presque impossible. — Bronchite aiguë par refroidissement. Courbature. Diabète albumineux. Empoisonnements et maladies dues à des miasmes ou à des poisons morbides. Fièvres éruptives : miliaire, rougeole, scarlatine, variole. Hydropisies. Lumbago. Pleurésie. Pleurodynie. Point de côté. Rhumatismes musculaires entravés dans leur évolution. Sciatique rhumatismale. Torticolis.

JALAP OFFICINAL. (Convolvulus jalapa). Tolonpalt des Mexicains. Plante exotique du Mexique, de la famille des *Convolvulacées*. La racine de jalap est : *purgative*, *vermifuge*.

POTION PURGATIVE

Résine de jalap pulvérisée, 5 décigram. Infusé de sené (10/100), 30 gram. Teinture de sené, 4 gram. Sirop de gingembre, 4 gram. ; mêlez. — A prendre en 1 fois le matin à jeun. — Aménorrhée. Ascarides lombricoïdes. Congestion cérébrale. Constipation. Embarras gastrique. Oxyures. Suppression du flux hémorroïdal.

POUDRE PURGATIVE

Résine de jalap pulvérisée, 2 gram. Crême de tartre pulvérisée, 2 gram. Magnésie calcinée, 2 gram. ; mêlez. Pour 6 cachets de poids égal. — 2 à 6 cachets le matin à jeun. — Même usage que la potion purgative.

POUDRE PURGATIVE HYDRAGOGUE

Résine de jalap pulvérisée, 3 décigram. Résine de gayac pulvérisée, 3 décigram. Scammonée pulvérisée, 3 décigram. Scille pulvérisée, 3 décigram. Aloès socotrin pulvérisé, 2 décigram. Gomme-gutte pulvérisée, 2 décigram. Sené pulvérisé, 4 décigram.; mêlez. — Pour 2 cachets de poids égal. — Les 2 cachets pris le matin à jeun, à 1/2 heure d'intervalle l'un de l'autre — Hydropisies.

JUJUBIER OFFICINAL. (Zizyphus vulgaris). Rhamnus zizyphus. Arbre commun dans la région méditerranéenne, de la famille des *Rhamnées*. Les fruits du jujubier, appelés jujubes, sont : *béchiques*, *diurétiques*, *expectorants*, *tempérants*.

DÉCOCTION DE JUJUBES

Jujubes incisées 50 à 60 gram. Eau ou lait, 1 litre. Faites bouillir 5 à 15 minutes ; passez ; exprimez. — 3 à 5 tasses par jour. — Angines. Bronchite. Bronchorrhée. Cystite. Enrouement. Entérite. Laryngite. Toux opiniâtre.

JUSQUIAME NOIRE. (Hyoscyamus niger). Jusquame commune. Hanebanne. Potelée. Plante indigène de la famille des *Solanacées*. Les feuilles de la jusquiame noire sont : *antispasmodiques, sédatives.*

PILULES DE JUSQUIAME DE MÉGLIN

Extrait alcoolique de jusquiame, 2 gram. Extrait alcoolique de valériane, 2 gram. Oxyde de zinc par sublimation, 2 gram. ; mêlez. Pour 40 pilules de poids égal. — 2 à 8 pilules par jour progressivement. — Convulsions. Coqueluche. Epilepsie. Hystérie. Incontinence d'urine. Névralgies. Paralysie agitante. Sciatique nerveuse. Spasmes. Tic douloureux de la face. Toux nerveuse. Tremblement des membres.

CIGARETTES DE FEUILLES DE JUSQUIAME

Feuilles sèches de jusquiame incisées, 6 gram., pour 6 cigarettes de poids égal. — 1 à 3 cigarettes fumées en guise de cigarettes de tabac. — Accès d'asthme. Odontalgie. Il importe d'aspirer la fumée.

KAMALA. Substance résineuse, sous forme de poudre rouge, retirée des capsules de la Rottlère tinctoriale. (Rottlera tinctoria). Mallotus philippinensis. Arbre exotique des Indes orientales, de la famille des *Euphorbiacées* Le Kamala est employé avec succès, comme : *tænifuge.*

ÉLECTUAIRE TÆNIFUGE

Kamala, 12 à 15 gram. Pulpe de tamarin, 40 à

50 gram. Suc exprimé de la moitié d'un citron ; mêlez. — A prendre en 1 seule fois le matin à jeun. — Le Kamala, doué d'un pouvoir purgatif et souvent même drastique, narcotise le tænia et l'expulse. A des gargouillements indolores, succèdent, sans tenesme, plusieurs selles très liquides. Quelquefois vers le milieu du jour, en tout cas vers le soir, une dernière évacuation se termine par l'expulsion d'un peloton plus ou moins volumineux, qui contient le ou les tænias. Si la tête n'est pas expulsée, on recommence, au bout de 15 à 20 jours, l'administration du même remède, et pour plus de chance de succès, on vide l'intestin la veille, à l'aide d'un purgatif salin : 34 gram. de sulfate de magnésie dans un 1/2 litre d'eau, pris en 2 verres, à 1/2 heure d'intervalle l'un de l'autre.

KINO. Suc extrait par incision du tronc du Kino de l'Inde orientale. (Pterocarpus Marsupium). Kino d'Amboine. Arbre exotique très élevé, originaire de la côte de Malabar, de la famille des *Légumineuses*. Le suc desséché du pterocarpus marsupium ou du kino officinal, est employé comme : *astringent, hémostatique, tonique.*

INFUSION DE KINO

Kino concassé, 16 gram. Cannelle de Ceylan concassée, 4 gram. Eau bouillante, 1 litre. Faites infuser à vase clos jusqu'à refroidissement ; agitez ; filtrez. Edulcorez avec 50 gram. de sirop de ratanhia. — 1 tasse matin et soir. — Bronchite chronique. Diarrhée chronique. Dyssenterie. Hémoptysies. Hémorrhagies. Ménorrhagie. Métrorrhagie.

MIXTURE DE KINO

Kino pulvérisé, 20 gram. Cachou pulvérisé, 15 gr. Opium brut pulvérisé, 1 gram. Cannelle pulvérisée,

5 gram. Sirop de roses rouges, 140 gram. Délayez l'opium avec un peu de vin; mêlez le tout. — 1 à 4 cuillerées à café par jour. — Diarrhée. Dyssenterie.

INJECTION ASTRINGENTE

Kino pulvérisé, 15 gram. Eau bouillante, 1/2 litre. Laissez infuser à vase clos jusqu'à refroidissement; agitez; filtrez. — 2 à 3 injections par jour. — Blennorrhagie. Leucorrhée.

LAVEMENT ASTRINGENT

Kino pulvérisé, 5 gram. Eau chaude, 1|4 de litre; délayez. — 1 lavement matin et soir pendant 3 jours. — Diarrhées. Hémorragies anales ou intestinales. Incontinence d'urine.

LAUDANUM DE SYDENHAM. Vin d'opium composé, formé d'opium, 60 gram.; de safran, 2 gr. ; de cannelle, 4 gram. ; de girofle, 4 gram. ; macérés dans 500 gram. de vin de Malaga. 20 gouttes de laudanum de Sydenham renferment 5 centigram. d'extrait d'opium. Il est d'un usage vulgaire comme : *antispasmodique, sédatif.*

CÉRAT LAUDANISÉ

Cérat de Galien, 20 gram. Laudanum de Sydenham, 2 gram. ; mêlez. — Pansements renouvelés. — Brûlures. Plaies douloureuses. Ulcères cancéreux.

EAU LAUDANISÉE

Eau, 250 gram. Laudanum de Sydenham, 5 gram. ; mêlez. — Lotions et pansements. — Plaies du tétanos traumatique.

GARGARISME CALMANT

Décoction d'orge, 200 gram. Gomme arabique pulvérisée, 10 gram. Miel blanc, 30 gram. Laudanum de Syndenham, 5 gram. Faites dissoudre la gomme dans la décoction d'orge; mêlez. — 2 à 3 gargarismes par jour. — Toux convulsive causée par l'angine granuleuse et la pharyngite granuleuse.

LAVEMENT CALMANT

Décoction de guimauve, 250 gram. Laudanum de Sydenham, 10 gouttes; mêlez. — 1 à 2 lavements dans les 24 heures. — Coliques nerveuses. Coliques utérines. Diarrhée. Douleurs hémorroïdales.

LINIMENT CALMANT.

Baume tranquille, 25 gram. Cérat de Galien, 6 gr. Extrait aqueux de belladone, 4 gram. Laudanum de Sydenham, 5 gram. Chloroforme, 6 gram.; faites dissoudre l'extrait de belladone dans le laudanum; ajoutez le cérat, le baume tranquille, puis le chloroforme. — Onctions matin et soir, au moyen d'un morceau de flanelle que vous laisserez appliqué et que vous couvrirez d'une pièce de toile cirée, ou bien versez quantité suffisante de liniment sur un cataplasme appliqué locodolenti. — Névralgies. Rhumatisme musculaire. Sciatique.

ONGUENT LAUDANISÉ

Onguent digestif simple, 20 gram. Laudanum de Sydenham, 2 gram.; mêlez. — Pansements renouvelés. — Ulcères atoniques, douloureux.

LAURIER-CERISE. (Prunus laurocerasus). Laurier-amandier. Laurier à lait. Arbre indigène de la famille des *Rosacées-Amygdalées*. Les feuilles du laurier-cerise, qui servent à préparer une eau distillée, sont : *antispasmodiques*, *sédatives*.

POTION ANTISPASMODIQUE

Hydrolat de tilleul, 100 gram. Hydrolat de laurier-cerise, 15 gram. Sirop simple, 300 gram.; mêlez.

— 2 à 3 cuillerées par jour. — Angine de poitrine. Asthme. Bronchite. Coqueluche. Crampes d'estomac. Gastralgie. Laryngite. Phthisie laryngée. Phthisie pulmonaire. Palpitations du cœur. Pneumonie. Spasmes nerveux ou musculaires. Toux nerveuse. Vomissements incoercibles.

CÉRAT SÉDATIF

Cire blanche, 4 gram. Huile d'amandes douces, 16 gram. Hydrolat de laurier-cerise, 12 gram. Faites fondre la cire au bain-marie, dans un récipient approprié ; ajoutez l'huile et la moitié de l'hydrolat ; remuez le mélange pendant le refroidissement pour empêcher la formation des grumeaux ; vers la fin ajoutez peu à peu le reste de l'hydrolat en continuant d'agiter le mélange non refroidi. — Pansements renouvelés. — Brûlures. Cancers ulcérés. Plaies anciennes douloureuses.

MIXTURE CALMANTE

Glycérine, 16 gram. Hydrolat de laurier-cerise, 16 gram. Laudanum de Sydenham, 6 gram. ; mêlez. — Onctions réitérées, après lesquelles il faut saupoudrer d'amidon pour former une sorte d'enduit sur les parties malades. — Brûlures au premier et au second degré.

L'hydrolat, ou l'eau distillée de feuilles de laurier-cerise, se trouve préparé dans les pharmacies.

LAVANDE-SPIC. (Lavandula spica). Aspic. Lavande mâle. Faux-Nard. Plante indigène de la famille des *Labiées-Ocymoïdées*. Les sommités fleuries de la lavande-spic sont : *antispasmodiques*, *parasiticides*, *sternutatoires*, *stimulantes*, *toniques*, *vulnéraires*.

TEINTURE DE LAVANDE-SPIC

Sommités fleuries de lavande-spic mondées, 100 gr.

Alcool à 60°, 500 gram. Faites macérer 8 jours ; passez ; exprimez ; filtrez.

GARGARISME STIMULANT

Teinture de lavande-spic, 60 gram. Décoction d'orge, 300 gram. Miel blanc, 30 gram. ; mêlez ; délayez. — 3 à 4 gargarismes par jour. — Bégayement. Paralysie de la langue.

LINIMENT RÉSOLUTIF SÉDATIF

Huile de camomille, 100 gram. Teinture de lavande-spic, 100 gram. ; mêlez. — Onctions, frictions réitérées (Agitez le flacon avant de vous en servir). — Acné. Céphalalgie. Paralysies. Rhumatismes. Vertiges.

POUDRE STERNUTATOIRE

Sommités fleuries de lavande-spic pulvérisées, 5 gr. — 4 à 8 prises par jour en guise de tabac. — Céphalalgie. Vertiges.

LICHEN D'ISLANDE. (Lichen islandicus). Mousse d'Islande. Cetraire d'Islande. Cryptogame d'Islande et des Vosges. Plante indigène de la famille des *Lichénacées*. Le lichen d'Islande est : *béchique*, *émollient*, *expectorant*, *sédatif*, *tonique*.

DÉCOCTION DE LICHEN

Lichen d'Islande, 20 à 60 gram. Eau, 1 litre. Faites bouillir un instant ; rejetez l'eau ; lavez le lichen à l'eau froide ; ajoutez : Eau, 2 litres ; faites bouillir à vase clos, 40 à 60 minutes ; passez. Si l'on veut que le principe amer du lichen soit conservé en partie, on lave légèrement le lichen à l'eau bouillante, avant de faire la décoction. — 3 à 4 tasses par jour, coupées avec du lait ou édulcorées avec du sirop de gomme. — Asthmes. Bronchites. Bronchorrhée. Laryngite. Phthisie laryngée. Phthisie pulmonaire. Toux opiniâtre.

LIERRE TERRESTRE. (Glecoma hederacea). Glécome. Lierrette. Herbe de Saint-Jean. Plante indigène de la famille des *Labiées-Népétées*. Le lierre terrestre s'emploie comme : *expectorant, stimulant, stomachique, tonique*.

INFUSION DE LIERRE TERRESTRE

Lierre terrestre, 15 à 25 gram. Eau bouillante, 1 litre. Faites infuser à vase clos jusqu'à refroidissement ; passez ; exprimez. — 3 à 4 tasses par jour, coupées avec du lait ou édulcorées avec du sirop de gomme. — Asthme humide. Bronchites. Bronchorrhée. Laryngite. Phthisie laryngée. Phthisie pulmonaire. Toux.

LIN. (Linum usitatissimum). Lin commun. Plante indigène de la famille des *Linées*. Les graines de lin sont : *antiphlogistiques, diurétiques, émollientes, laxatives, tempérantes*.

INFUSION DE LIN

Graines de lin, 10 gram. Eau froide, 1 litre. Faites macérer à froid pendant 6 à 10 heures ; passez ; exprimez ; ajoutez : Miel blanc, 30 à 50 gram. — 3 à 4 tasses par jour. — Blennorrhagie. Blennorrhée. Constipation. Cystite. Entérite. Gastrite. Métrite. Néphrite.

Les graines de lin prises entières, à la dose d'une cuillerée à café, sont très efficaces contre la constipation. Elles se gonflent dans l'intestin et favorisent l'expulsion des excréments.

DÉCOCTION DE GRAINES DE LIN

Graines de lin, 30 gram. Eau, 1 litre. Faites bouillir pendant 15 à 20 minutes ; passez ; exprimez. — En injections, 3 à 4 fois par jour. — Blennorrhagie. Blennorrhée. — En lavements renouvelés (300 à 500 gram.). — Blennorrhagie. Blennorrhée. Cystite. Constipation. Entérite. Gastrite. Métrite. Néphrite.

CATAPLASME DE FARINE DE LIN

Farine de lin fraîche, quantité voulue. Eau, quantité suffisante. Délayez la farine dans l'eau froide pour obtenir une bouillie très claire; faites chauffer en remuant jusqu'à ce que la masse ait pris une consistance convenable. — Abcès. Douleurs abdominales. Entérite. Furoncles. Panaris. Phlegmons. Tumeurs inflammatoires.

Si le cataplasme sert d'excipient à quelque poudre active, celle-ci doit être ajoutée à la surface au moment de l'application.

LOBÉLIE ENFLÉE. (Lobelia inflata). Plante exotique de l'Amérique du Nord, de la famille des *Campanulacées*. La lobélie enflée s'emploie comme : *antispasmodique, expectorant, sédatif.*

INFUSION DE LOBÉLIE ENFLÉE

Feuilles de lobélie enflée, 1 à 2 gram. Eau bouillante, 1 litre. Laissez infuser à vase clos jusqu'à refroidissement; passez; exprimez; ajoutez : Miel blanc ou sucre ; 60 gram. — 1 tasse matin et soir. — Angine striduleuse Asthme. Bronchite capillaire. Bronchite chronique. Bronchorrhée. Coqueluche. Dyspnée. Laryngite. Phthisies. Pneumonie.

LUPULIN. Poussière résineuse, jaune, brillante, odorante, très amère, qui entoure les achaines ovoïdes des cônes de houblon et qu'on emploie en thérapeutique comme : *antispasmodique, sédatif.*

PILULES DE LUPULIN

Lupulin, 4 gram. Mucilage de gomme, quantité suffisante pour 20 pilules de poids égal. — 2 à 4 pilules le soir, avant de se coucher ; à renouveler au besoin pendant la nuit. — Insomnie. Pollutions nocturnes. Satyriasis. Spermatorrhée.

PILULES DE LUPULIN SÉDATIVES

Lupulin, 1 gram. 2 décigram. Camphre pulvérisé, 1 gram. 2 décigram. Extrait aqueux de belladone, 2 décigram. Mêlez. Pour 20 pilules de poids égal. — 1 à 2 pilules le soir en se couchant, à renouveler dans la nuit s'il est nécessaire. — Erections douloureuses. Pollutions nocturnes. Satyriasis. Spermatorrhée.

PILULES DE LUPULIN ET DE JUSQUIAME

Lupulin, 1 gram. Extrait de jusquiame, 1 gram. Camphre pulvérisé, 1 gram. Mêlez. Pour 20 pilules de poids égal. — 3 pilules le soir avant de se coucher, à renouveler dans la nuit si le besoin se fait sentir. — Erections douloureuses. Insomnie. Pollutions nocturnes. Satyriasis. Spermatorrhée.

TEINTURE DE LUPULIN

Lupulin, 15 gram. Alcool à 85°, 60 gram. Faites macérer pendant 10 jours ; passez ; exprimez ; filtrez. — 20 à 40 gouttes sur un morceau de sucre, 3 à 4 fois par jour. — Même usage que les pilules de lupulin.

POMMADE DE LUPULIN

Lupulin, 25 gram. Axonge, 50 gram. Mêlez. Faites digérer au bain-marie pendant 6 heures ; passez ; exprimez. — Pansements renouvelés. — Ulcères douloureux, atoniques, cancéreux.

LYCOPODE OFFICINAL. (Lycopodium clavatum). Herbe aux massues. Herbe à la plique. Patte-de-loup. Plante indigène de la famille des *Lycopodiacées*. Les microspores, qu'on désigne sous le nom de lycopode, de poudre de lycopode, de soufre végétal, s'emploient comme : *absorbant, siccatif.*

Cette poudre sert à protéger la peau, les excoriations chez les jeunes enfants et pour couvrir les téguments escoriés chez les personnes obèses ; on en saupoudre la peau dans certaines affections, telles que : l'eczéma, l'érysipèle, les excoriations, l'intertrigo, les plaies superficielles, les ulcérations herpétiques.

CÉRAT SICCATIF DE LYCOPODE

Lycopode, 2 gram. Oxyde de zinc, 2 gram. Cérat simple, 30 gram. Mêlez. — Pansements réitérés. — Eczéma. Excoriations. Gerçures. Intertrigo. Plaies superficielles.

MALT. La germination de l'orge, jusqu'à production de radicules longues de 5 milimètres et plus, séchée au feu à 40 ou 80° , constitue le malt. Il est presque entièrement formé de diastase. C'est en le dissolvant dans l'eau pour l'associer à du houblon, et après l'avoir laissé fermenter, qu'on fait la bière. Il s'emploie en thérapeutique, après l'avoir fait dessécher et réduit en poudre, comme : *reconstituant, stomachique, tonique.*

DÉCOCTION DE MALT

Malt pulvérisé, 16 gram. Eau, 1 litre. Faites bouillir 5 à 10 minutes à vase clos ; passez ; exprimez ; ajoutez : Sucre, 60 gram. — 3 à 4 tasses par jour. — Affections chroniques de l'estomac. Bronchite chronique compliquée de dyspepsie. Dyspepsie. Gastrite chronique.

POUDRE DE MALT COMPOSÉE

Malt pulvérisé, 20 gram. Pepsine acide amylacée, 10 gram. Chlorure de sodium pulvérisé, 4 gram. Mêlez Pour 20 paquets de poids égal. — 1 à 2 paquets avant ou après les repas dans du pain azyme ou du miel. — Même usage que la décoction.

SIROP DE MALT

Malt pulvérisé, 300 gram. Eau chaude, 1 litre.

Mêlez ; laissez macérer pendant 1/2 heure ; passez ; exprimez ; délayez le résidu avec 200 gram. d'eau chaude ; passez ; exprimez ; réunissez les deux liqueurs ; filtrez ; ajoutez : Sucre blanc, 2 kilogs. Faites dissoudre au bain-marie bouillant. — 2 à 3 cuillerées avant ou après les repas. — Même usage que la décoction.

MANNE. Suc concret qui s'écoule naturellement du frêne à fleurs. (Fraxinus florifera). Fraxinus ornus. Orne. Arbre indigène de la famille des *Oléacées*. La manne est employée comme : *expectorant*, *purgatif doux*.

INFUSION LAXATIVE A LA MANNE

Manne en larmes, 100 gram. Eau bouillante, 1 litre. Faites dissoudre ; passez ; exprimez ; ajoutez : Sucre, 50 gram. — 3 à 4 tasses par jour. — Constipation. Dyssenterie. Embarras gastrique. Entérite. Ténesme.

LAIT PURGATIF A LA MANNE

Manne en larmes, 60 gram. Eau bouillante, 60 gr. Faites dissoudre la manne dans l'eau ; ajoutez : Lait chaud, 200 gram. — A prendre en 1 fois, le matin à jeun. — Même usage que l'infusion de manne.

POTION PURGATIVE A LA MANNE

Feuilles de séné, 10 gram. Sulfate de soude cristallisé, 16 gr. Manne en larmes, 60 gr. Eau bouillante, 100 gram. Versez l'eau bouillante sur le séné ; laissez infuser pendant 1/4 d'heure ; passez ; exprimez ; ajoutez le sulfate de soude et la manne ; faites dissoudre ; passez. — A prendre en 1 fois le matin à jeun. — Même usage que l'infusion de manne.

MATICO. Feuilles de l'Arthante allongée. (Arthante elongata). Piper elongatum. Herbe du Soldat. Plante exotique du Pérou, de la famille des *Pipéracées*.

Les feuilles de l'Arthante allongée, que l'on désigne sous le nom de Matico, sont : *agglutinatives, astringentes, hémostatiques, stimulantes.*

INFUSION DE MATICO

Feuilles d'arthante allongée, 10 à 20 gram. Eau bouillante, 1 litre. Laissez infuser à vase clos jusqu'à refroidissement ; passez ; exprimez ; ajoutez : Sucre, 60 gram. — 3 à 4 tasses par jour. — Blennorrhagie. Blennorrhée. Gastrite chronique. Hématémèse. Hémoptysie. Incontinence d'urine. Leucorrhée. Mélæna. Ménorrhagie. Métrorrhagie. Ulcères de l'estomac.

PILULES DE MATICO

Feuilles d'arthante allongée pulvérisées, 8 gram. Poudre de guimauve et mucilage gommeux, quantité suffisante pour 40 pilules de poids égal. — 3 à 6 pilules par jour progressivement. — Même usage que l'infusion de matico.

INJECTION DE MATICO

Feuilles d'arthante allongée, 40 à 50 gram. Eau, 1 litre. Faites bouillir 5 minutes ; passez ; exprimez. — En injections, 2 à 3 fois par jour. — Blennorrhagie. Blennorrhée. Leucorrhée. — En gargarisme, 2 à 3 fois par jour. — Plaies des gencives. Ramollissement des gencives. Relâchement de la luette.

TOPIQUE AGGLUTINATIF

Feuilles d'arthante allongée pulvérisées, 10 gram. — En topiques réitérés. — Gerçures des lèvres, des mains, du nez. Hémorrhagies externes. Plaies par instruments tranchants.

MAUVE. (Malva sylvestris). Mauve commune. Mauve sauvage. Plante indigène de la famille des *Mal-*

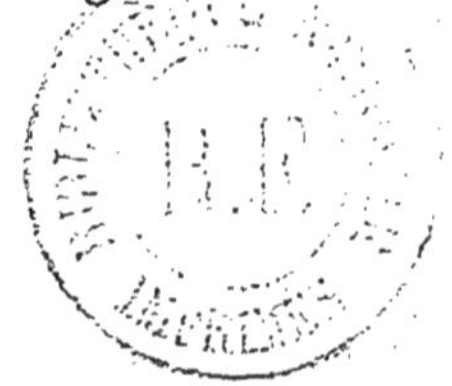

vacées. Les feuilles et les fleurs de mauve sont : *béchiques*, *émollientes*, *expectorantes*, *tempérantes*.

INFUSION DE FLEURS DE MAUVE

Fleurs de mauve, 10 à 15 gram. Eau bouillante, 1 litre. Laissez infuser à vase clos jusqu'à refroidissement ; passez ; exprimez ; ajoutez : Sirop de gomme, 30 gram. ou sucre, 50 gram. — 3 à 4 tasses chaudes par jour. — Angines. Bronchite aiguë. Cystite. Enrouement. Entérite. Toux.

DÉCOCTION DE FEUILLES DE MAUVE

Feuilles de mauve, 40 à 60 gram. Eau, 1 litre. Faites bouillir 10 à 15 minutes ; passez ; exprimez. — En lavements réfractés. Constipation. Cystite. Entérite. Ténesme.

MÉLISSE. (Melissa officinalis). Citronnelle. Herbe de citron. Plante indigène de la famille des *Labiées-Mélissées*. Les feuilles de mélisse sont : *antispasmodiques*, *carminatives*, *stimulantes*, *stomachiques*, *toniques*.

INFUSION DE FEUILLES DE MÉLISSE

Feuilles de mélisse, 10 à 15 gram. Eau bouillante, 1 litre. Faites infuser à vase clos jusqu'à refroidissement ; passez ; exprimez ; ajoutez : Sucre, 60 gram. — 2 à 3 tasses par jour. — Anorexie. Asthme humide. Coliques flatulentes. Défaillances. Dyspepsie. Flatuosités. Indigestion. Mélancolie. Migraine. Spasmes. Syncopes. Vertiges. Vomissements.

L'eau de mélisse des Carmes de Boyer, pharmacien à Paris, est une excellente préparation à la dose de 1 à 3 cuillerées à café dans un peu d'eau sucrée et d'un usage populaire dans les cas précités. (Se trouve dans les pharmacies.)

MENTHE POIVRÉE. (Mentha piperata). Menthe anglaise. Plante indigène de la famille des *Labiées-Menthoïdées.* La menthe poivrée est : *antispasmodique, carminative, diaphorétique, stimulante, stomachique, tonique, vermifuge.*

INFUSION DE MENTHE POIVRÉE

Feuilles sèches de menthe poivrée, 10 gram. Eau bouillante, 1 litre. Faites infuser à vase clos jusqu'à refroidissement ; passez ; exprimez ; ajoutez : Sucre, 60 gram. — 2 à 3 tasses par jour. — Anorexie. Ascarides lombricoïdes. Bronchite chronique. Bronchorrhée. Choléra. Cholérine. Coliques utérines. Crampes d'estomac. Dysmenorrhée. Dyspepsie atonique. Engorgement laiteux. Fièvres typhoïdes. Flatuosités. Gastralgie. Migraine. Oxyures. Palpitations du cœur. Spasmes. Tremblement des membres. Tympanite. Vomissements spasmodiques.

ALCOOL DE MENTHE

Essence surfine de menthe, 20 gram. Alcool à 85°, 500 gram. Laissez en contact pendant 10 jours, le flacon bien bouché ; agitez de temps en temps. Mettez en petits flacons bouchés à l'émeri.

Quelques gouttes de cet alcool dans un verre d'eau fraîche sucrée en font une boisson rafraîchissante des plus agréables. Elles remplacent l'eau de fleurs d'oranger dans un verre d'eau sucrée. Dans le café elles le rendent plus digestif et plus spiritueux que le cognac.

Quelques gouttes, mêlées dans un bol de lait chaud sucré, lui donnent un goût délicieux et le rendent souverain contre les bronchites aiguës et les refroidissements.

Sur un morceau de sucre, 2 ou 3 gouttes en font une pastille de menthe exquise.

L'alcool de menthe, à la dose de 1 à 2 cuillerées

à café dans une tasse d'infusion chaude sucrée, de thé ou de tilleul, est d'une efficacité souveraine pour combattre le choléra, cholérine, courbatures, crampes d'estomac, crises nerveuses, dyspepsies, indigestions, nausées, pléthore, spasmes, vertiges, vomissements.

En gargarismes, quelques gouttes de cet alcool dans un peu d'eau, guérissent les aphtes, gingivites, odontalgie, ramollissement des gencives, scorbut de la bouche, stomatite, ulcérations de la bouche.

Au moyen de lotions et de compresses imbibées d'eau fraîche mélangée de cet alcool, on combat efficacement les blessures, céphalalgies, contusions, engorgements laiteux, entorses, gerçures, migraine, névralgies, tumeurs indolentes.

MÉNYANTHE. (Menyanthes trifoliata). Trèfle d'eau. Trèfle des castors. Plante aquatique indigène, de la famille des *Gentianacées*. Les feuilles fraîches ou sèches de la ményanthe sont : *emménagogues*, *fébrifuges*, *stomachiques*, *toniques*.

INFUSION DE MÉNYANTHE

Ményanthe, 20 à 30 gram. Eau très bouillante, 1 litre. Laissez infuser à vase clos jusqu'à refroidissement ; passez ; exprimez ; ajoutez : Sucre, 60 gram. — 2 à 3 tasses par jour. — Affections de la peau. Aménorrhée. Anémie. Anorexie. Dysménorrhée. Fièvres intermittentes légères. Rachitisme. Scorbut. Scrofule.

MILLEPERTUIS. (Hypericum perforatum). Millepertuis perforé. Trescalan. Plante indigène de la famille des *Hypéricinées*. Les sommités fleuries de millepertuis sont : *antispasmodiques*, *diurétiques*, *emménagogues*, *stimulantes*, *vulnéraires*.

INFUSION DE MILLEPERTUIS

Sommités fleuries de millepertuis, 20 à 30 gram. Eau très bouillante, 1 litre. Laissez infuser à vase clos jusqu'à refroidissement ; passez ; exprimez ; ajoutez : Miel blanc ou sucre, 50 gram. — 3 à 4 tasses par jour. — Aménorrhée. Asthme humide. Bronchite chronique. Bronchorrhée. Cystite chronique. Dysménorrhée. Gravelle. Hémoptysie. Hydropisies. Inertie de l'utérus. Ischurie. Laryngite chronique. Leucorrhée. Néphrite calculeuse. Phthisie. Toux opiniâtre.

VIN VULNÉRAIRE DE MILLEPERTUIS

Suc de millepertuis frais, 50 gram. Vin rouge, 1/2 litre. Faites macérer pendant 8 jours ; passez ; exprimez. — Lotions et applications de compresses imbibées renouvelées. — Contusions. Ecchymoses. Entorses. Plaies par intruments tranchants.

MONÉSIA. Extrait de l'écorce du Buranhem. (Chrysophylum glycyphlæum). Mohica. Guaranhem. Ibirace. Arbre exotique du Brésil, de la famille des *Sapotées*. L'extrait de l'écorce du Buranhem, connue sous le nom de Monésia, est employé comme : *astringent*, *hémostatique*, *tonique*.

PILULES DE MONÉSIA

Monésia, 4 gram. Mucilage gommeux et gomme arabique pulvérisée, quantité suffisante pour 20 pilules de poids égal. — 3 à 4 pilules matin et soir. — Diarrhée chronique. Dyssenterie. Entérite chronique. Hémoptysies. Leucorrhée. Ménorrhagie. Métrorrhagie.

SIROP DE MONÉSIA

Monésia, 8 gram. Eau distillée, 65 gram. Dissolvez ; filtrez et mêlez avec : Sirop simple réduit d'un quart et bouillant, 250 gram. — 3 à 5 cuillerées par jour. — Même usage que les pilules.

DÉCOCTION DE MONÉSIA

Ecorce de Buranhem concassée, 50 gram. Eau, 1 litre. Faites bouillir pendant 30 à 40 minutes ; passez; exprimez. — En injections matin et soir. — Leucorrhée. — En lavements réfractés. — Diarrhée chronique. Dyssenterie. Entérite chronique.

MORELLE NOIRE. (Solanum nigrum). Morette. Raisin de Loup. Plante indigène de la famille des *Solanacées*. La plante entière s'emploie comme : *antiphlogistique, sédatif.*

DÉCOCTION DE MORELLE

Morelle, 50 à 60 gram. Eau, 1 litre. Faites bouillir pendant 5 à 10 minutes; passez; exprimez. — En injections réfractées. — Leucorrhée. Métrite. Ulcères douloureux de l'utérus et du vagin. Vaginite.

CATAPLASME DE MORELLE

Morelle, quantité suffisante, bouillie dans une quantité d'eau voulue pour cataplasme. — Applications matin et soir. — Abcès. Brûlures. Furoncles. Hémorroïdes douloureuses. Panaris. Phlegmons. Tumeurs inflammatoires. Ulcères cancéreux, douloureux.

MOUSSE DE CORSE. (Fucus helminthocorton). Mousse-de-Mer. Varech vermifuge. Coralline de Corse. Fucus indigène de la Corse et de la Sicile, de la famille des *Algues-Fugacées*. La mousse de Corse est : *antispasmodique, vermifuge.*

INFUSION DE MOUSSE DE CORSE

Mousse de Corse, 40 gram. Eau très bouillante, 1 litre. Laissez infuser à vase clos jusqu'à refroidissement ; passez ; exprimez ; ajoutez : Sucre, 60 gram. — 3 à 4 tasses par jour. — Ascarides lombricoïdes. Oxyures.

POUDRE DE MOUSSE DE CORSE

Mousse de Corse mondée, pulvérisée et passée au tamis de soie, 30 gram. Miel blanc, 50 gram. Sirop de gomme, 20 gram. ; mêlez. — 1 à 2 cuillerées par jour. — Même usage que l'infusion.

LAVEMENT DE MOUSSE DE CORSE

Mousse de Corse mondée, 12 gram. Eau, 400 gr. Faites bouillir 5 à 10 minutes ; passez ; exprimez ; ajoutez : Huile de ricin, 30 gram. Délayez dans le liquide chaud. — En lavements. — Ascarides lombricoïdes. Oxyures.

MOUTARDE NOIRE. (Sinapis nigra). Moutarde commune. Plante indigène de la famille des *Crucifères.* La farine de moutarde noire est très usitée comme : *révulsif.*

CATAPLASME SINAPISME

Le meilleur sinapisme est un cataplasme de farine de lin chaud à nu et saupoudré de farine de moutarde en quantité suffisante. — En applications de 10 à 20 minutes sur les jambes, les cuisses. — Accès d'asthme. Choléra. Congestion cérébrale. Congestion de la gorge. Congestion des poumons. Fièvre cérébrale. Fièvre thyphoïde. Infiltrations séreuses. Rhumatisme musculaire. — En applications sur les parties quelconques du corps qui sont le siège de douleurs. — Douleurs névralgiques. Douleurs rhumatismales. Lumbago. Pleurodynie. Point de côté. Sciatique.

PÉDILUVE SINAPISÉ

Farine de moutarde, 150 gram. Eau froide, 1/4 de litre. Délayez la farine ; laissez en contact pendant 1/4 d'heure ; versez ensuite dans eau chaude non bouillante, 6 litres. — Durée ordinaire d'un pédiluve, 15 à 20 minutes. — Angines. Bronchite chronique.

Céphalalgie. Congestion cérébrale. Congestion des poumons. Fièvre cérébrale. Ophtalmies.

BAIN SINAPISÉ

Farine de moutarde, 1,000 gram. Eau tiède, 1|2 litre. Humectez la farine et introduisez-la dans un sac de toile forte que vous placerez dans la baignoire et que vous malaxerez pour le vider par expression dans l'eau du bain. La baignoire doit être couverte d'un drap pour protéger le visage du malade — La durée du bain ne doit être que de 15 à 20 minutes. — Asthénie. Atonie. Refroidissement périphérique.

Le bain sinapisé : farine de moutarde, 20 gram. Eau tiède, 6 litres, est employé avec succès dans les hôpitaux d'enfants trouvés, pour ranimer les nouveaux-nés trop débiles pour prendre le sein.

MUDAR. (Calotropis gigantea). Calotrope géant. Plante exotique de l'Inde, de la famille des *Apocynacées*. La racine de mudar s'emploie comme : *diaphorétique, stimulant*.

POUDRE DE RACINE DE MUDAR

Racine de mudar pulvérisée, 20 gram. Sucre pulvérisé, 10 gram. ; mêlez ; pour 40 cachets de poids égal. — 2 cachets matin et soir. — Affections chroniques de la peau. Lèpre. Syphilis.

MUSSENNA. (Albizzia anthelminthica) Moucenna. Moussenna. Arbre exotique de l'Abyssinie, de la famille des *Légumineuses*. L'écorce de mussenna est très employée comme : *tænifuge*.

OPIAT TÆNIFUGE

Ecorce de mussenna pulvérisée, 60 gram. Miel, 60 gram. Mélangez de manière à faire une pâte molle. Divisez en trois parties ; à prendre en 3 fois de quart d'heure en quart d'heure. Une heure après la dernière dose, prenez : Huile de ricin, 30 à 45 gram., dans un peu de thé ou de café chaud et sucré.

Si le tænia n'est pas expulsé avec la tête, renouvelez le remède 8 ou 15 jours après.

NOYER (Juglans regia). Noyer commun. Arbre indigène de la famille des *Juglandées*. Les feuilles de noyer sont : *antiseptiques*, *astringentes*, *détersives*, *toniques*.

INFUSION DE FEUILLES DE NOYER

Feuilles de noyer, 20 à 30 gram. Eau bouillante, 1 litre. Laissez infuser à vase clos jusqu'à refroidissement ; passez ; exprimez ; ajoutez : Sucre, 50 gram. — 3 à 4 tasses par jour. — Anémie. Asthénie. Diarrhée. Hémorrhagies. Ictère. Incontinence d'urine. Leucorrhée. Ménorrhagie. Métrorrhagie. Rachitisme. Scrofule. Spermatorrhée.

PILULES DE BROU DE NOIX

Extrait de brou de noix, 15 gram. Poudre de feuilles de noyer et mucilage gommeux, quantité suffisante pour 60 pilules de poids égal — 3 à 5 pilules matin et soir. — Même usage que l'infusion.

DÉCOCTION DE FEUILLES DE NOYER

Feuilles de noyer, 50 à 60 gram. Eau, 1 litre. Faites bouillir 5 à 10 minutes à vase clos ; passez ; exprimez. — En collyres réfractés. — Opthalmies scrofuleuses. — En gargarismes renouvelés. — Angines. Angine tonsillaire. Gingivite. Pharyngite. Ramollissement des gencives. Ulcérations de la bouche. — En injections réitérées. — Leucorrhée. Otorrhée. Plaies fistuleuses. Ulcères du vagin. Vaginite. — En lotions et applications de compresses imbibées. — Engorgement laiteux des mamelles. Gerçures. Plaies atoniques. Plaies simples ou compliquées. Ulcères de mauvais caractère. Ulcères scrofuleux.

TEINTURE DE BROU DE NOIX

Brou de noix, 20 gram. Alcool à 70°, 60 gram. Faites macérer pendant 15 jours; passez; exprimez; filtrez. — Pansements renouvelés. — Gerçures. Plaies atoniques. Plaies compliquées. Ulcères de mauvais caractère. Ulcères scrofuleux.

ONGUENT BASILICUM. (Onguent maturatif, onguent suppuratif). L'onguent basilicum s'emploie comme : *fondant, résolutif, stimulant.*

Cire jaune, 30 gram. Colophane, 30 gram. Poix noire, 30 gram. Huile d'olive, 125 gram. Faites fondre à un feu doux la cire, la colophane et la poix noire; mêlez; ajoutez peu à peu l'huile d'olive, en remuant le mélange. Versez dans un petit pot avant le refroidissement. Conservez pour le besoin. — Pansements. — Abcès. Furoncles. Panaris. Phlegmons. Tumeurs inflammatoires.

CATAPLASME MATURATIF

Cataplasme émollient de farine de lin ou autre, 200 gram. Pulpe d'oignons cuits, 50 gram. Onguent basilicum, 30 gram. Huile d'olive, 15 gram. Délayez l'onguent dans l'huile; incorporez avec la pulpe d'oignon dans le cataplasme. — Applications renouvelées selon le besoin. — Abcès. Furoncles. Panaris. Phlegmons. Tumeurs inflammatoires.

ONGUENT DE LA MÈRE. (Onguent maturatif, onguent détersif). L'onguent de la mère s'emploie comme : *détersif, résolutif, stimulant.*

Huile d'olive, 40 gram. Axonge, 20 gram. Beurre frais, 20 gram. Cire jaune, 20 gram. Suif de mouton,

20 gram. Litharge pulvérisée, 20 gram. Poix noire purifiée, 4 gram. Faites chauffer l'huile, l'axonge, le beurre, la cire et le suif de mouton jusqu'à ce que la matière répande des vapeurs provenant d'un commencement de décomposition ; ajoutez la litharge ; continuez de chauffer, en remuant avec une spatule de bois, jusqu'à ce que la masse ait pris une teinte brune foncée ; alors ajoutez la poix noire ; mélangez. Versez dans un petit pot avant le refroidissement. Conservez pour le besoin. — Pansements renouvelés. — Abcès. Furoncles. Panaris. Phlegmons. Tumeurs inflammatoires.

ONGUENT POPULEUM. (Onguent populeum composé, onguent de Montpellier). L'onguent populeum s'emploie comme : *antiphlogistique, sédatif.*

Onguent populeum, 60 gram. Onguent rosat, 20 gr. Onguent d'althæa, 20 gram. Miel, 20 gram. Mêlez. — En onctions renouvelées. — Hémorroïdes enflammées, douloureuses. — Pansements. — Plaies douloureuses. — En frictions réfractées. — Douleurs névralgiques, rhumatismales, Tremblement des membres.

ORANGER. (Citrus aurantium). Oranger commun. Citronnier oranger. Arbre indigène de la famille des *Rutacées-Aurantiacées.* Les feuilles et les fleurs d'oranger sont : *antispasmodiques, diaphorétiques, stimulantes, stomachiques, toniques, vermifuges.*

INFUSION DE FEUILLES D'ORANGER

Feuilles sèches d'oranger, 10 gram. Eau très bouillante, 1 litre. Laissez infuser à vase clos jusqu'à refroidissement ; passez ; exprimez ; ajoutez : Sucre, 50 à 60 gram. — 3 à 4 tasses par jour. — Affections nerveuses. Ascarides lombricoïdes. Asthme nerveux.

Céphalalgie. Chorée. Coliques flatulentes. Convulsions. Dyspepsie atonique. Entéralgie. Epilepsie. Erysipèle. Fièvres éruptives : miliaire, rougeole, scarlatine, variole. Fièvres intermittentes. Fièvre typhoïde. Gastralgie. Hystérie. Indigestion. Mélancolie. Migraine. Oxyures. Palpitations. Spasmes. Toux convulsive. Vertiges. Vomissements. Vomissements spasmodiques.

L'eau distillée de fleurs d'oranger se donne à la dose de 15 à 30 gouttes dans un peu d'eau sucrée, dans les mêmes cas que l'infusion. Le suc d'orange dilué dans l'eau sucrée sert à préparer l'orangeade, employée journellement pour étancher la soif des malades. On fait également usage des tranches d'orange pour calmer la soif et tromper l'appétit des malades.

INFUSION D'ÉCORCE D'ORANGE AMÈRE

Ecorce d'orange amère sèche, 30 gram. Ecorce de citron fraîche, 16 gram. Girofle, 4 gram. Eau très bouillante, 1 litre. Laissez infuser à vase clos jusqu'à refroidissement ; passez ; exprimez ; ajoutez : Sucre, 60 gram. — 3 tasses par jour. — Anémie. Anorexie. Coliques flatulentes. Crampes d'estomac. Dyspepsie atonique. Flatuosités. Gastralgie. Hystérie. Indigestion. Mélancolie. Palpitations. Spasmes. Vomissements.

SIROP D'ÉCORCE D'ORANGE AMÈRE

Ecorce sèche d'orange amère, 60 gram. Alcool à 60°, 90 gram. Faites macérer l'écorce avec l'alcool pendant 24 heures ; ajoutez : Eau très bouillante, 1/2 litre ; laissez infuser à vase clos pendant 8 heures ; passez ; exprimez légèrement ; filtrez ; ajoutez : Sucre, 1,000 gram. Faites dissoudre à vase clos au bain-marie. — 4 à 8 cuillerées par jour. — Même usage que l'infusion d'écorce d'orange amère.

ORGE. (Hordeum vulgare). Orge commune. Orge

cultivée Plante indigène de la famille des *Graminées*. L'orge est généralement employée, comme : *diurétique, émollient, tempérant*.

DÉCOCTION D'ORGE

Orge mondé ou perlé, 30 gram. Eau, 1 litre 1/2. Faites bouillir jusqu'à ce que l'orge soit bien crevée et que le liquide soit réduit à 1 litre ; passez à l'étamine. — 3 à 4 tasses par jour avec addition de 1/10ᵉ d'eau de chaux, ou de lait cru, ou bien édulcorées avec du sirop de gomme, d'orgeat ou de tolu. — Abcès. Angines. Asthénie. Blennorrhagie. Bronchites. Cystite. Dysurie. Entérite Fièvres intermittentes, typhoïdes. Furoncles. Gastralgie. Gastrite. Goutte. Hémoptysie. Hépatite. Leucorrhée. Métrite. Néphrite. Panaris. Phthisie. Scorbut. Strangurie. Ténesme.

GARGARISME ASTRINGENT

Décoction d'orge perlé, 1 litre. Alun pulvérisé, 4 à 6 gram. Miel blanc, 60 gram. Mêlez. — En gargarismes renouvelés. — Angines. Gingivite. Pharyngite. Stomatites. Ulcérations de la bouche.

GARGARISME DÉTERSIF

Décoction d'orge perlé, 1 litre. Chlorate de potasse, 15 gram. Miel blanc, 60 gram. Mêlez. — En gargarismes réfractés. — Même usage que le gargarisme précédent.

ORTIE BLANCHE. (Lamiun album). Lamier blanc. Ortie morte. Plante indigène de la famille des *Labiées-Stachydées*. Les fleurs de l'ortie blanche sont : *astringentes, hémostatiques, toniques*.

INFUSION D'ORTIE BLANCHE

Fleurs d'ortie blanche, 20 à 30 gram. Eau très bouillante, 1 litre. Laissez infuser à vase clos jusqu'à refroidissement ; passez ; exprimez ; ajoutez : Sucre,

60 gram. — 3 à 5 tasses par jour. — Diarrhée. Epistaxis. Hématémèse. Hémoptysie. Incontinence d'urine. Leucorrhée. Ménorrhagie. Métrite. Métrorrhagie.

COLLYRE TONI-ASTRINGENT

Fleurs d'ortie blanche, 8 gram. Fleurs d'arnica, 4 gram. Racine de tormentille incisée, 8 gram. Eau très bouillante, 1 litre. Laissez infuser à vase clos jusqu'à refroidissement ; passez ; exprimez ; ajoutez : Suc exprimé de la moitié d'un citron. — Bain d'yeux matin et soir, pendant 10 à 15 minutes, au moyen de deux œillères. — Faiblesse de la vue.

DÉCOCTION D'ORTIE BLANCHE

Fleurs d'ortie blanche, 40 à 60 gram. Eau, 1 litre. Faites bouillir pendant 5 minutes à vase clos ; passez ; exprimez. — En gargarismes renouvelés. — Angines. Ramollissement des gencives. Relâchement de la luette. Ulcérations de la bouche. — En injections réitérées. — Chute de l'utérus. Leucorrhée.

ORTIE PIQUANTE. (Urtica urens). Ortie brûlante. Ortie grièche. Plante indigène de la famille des *Urticacées*. Le suc d'ortie piquante s'emploie comme : *astringent*, *hémostatique*.

SUC D'ORTIE PIQUANTE

Feuilles fraîches d'ortie piquante, quantité suffisante. Pilez ; passez ; exprimez ; filtrez. — 3 à 4 petits verres à liqueur par jour. — Diarrhée chronique. Epistaxis. Hématémèse. Hémoptysie. Leucorrhée. Ménorrhagie. Métrorrhagie. Spermatorrhée.

PAIN AZYME. Le pain azyme est une préparation de farine cuite sans levûre et mise en feuilles minces comme du papier ; il est souvent employé pour faciliter l'ingurgitation des médicaments pulvérulents.

Le pain ramolli par l'eau et replié sur le médicament pour l'envelopper, forme un bol visqueux que le malade avale aisément avec une gorgée de liquide.

CACHETS MÉDICAMENTEUX

Deux petites rondelles de pain azyme, soudées ensemble par leur circonférence au moyen d'une presse à main, renferment dans leur centre des poudres médicamenteuses. On les humecte légèrement dans une cuillerée de liquide pour les avaler.

PANNA. Racine de l'Aspidium athamanticum. Racine Unicômocomo. Plante exotique de l'Afrique australe, de la famille des *Fougères*. La racine ou le rhizome de l'Aspidium athamanticum est employée comme : *tænifuge*.

OPIAT TÆNIFUGE

Panna pulvérisé, 60 gram. Miel blanc, quantité suffisante pour faire une pâte molle. Divisez en 3 parties; à prendre en 3 fois, de quart d'heure en quart d'heure. 1 heure après la dernière dose, prenez : huile de ricin, 30 à 45 gram. dans 1 tasse de thé ou de café chaud et sucré.

Si le tænia n'est pas expulsé avec la tête, renouvelez le remède 8 ou 15 jours après.

On a obtenu, avec ce remède tænifuge, 83 succès sur 90 cas.

PAVOT. (Papaver somniferum). Pavot somnifère. Pavot blanc. Pavot des jardins. Plante indigène de la famille des *Papavéracées*. Les capsules ou têtes de pavot sont : *antispasmodiques, émollientes, sédatives.*

INFUSION DE PAVOT

Péricarpe de têtes de pavot, 10 gram. Eau bouillante, 1 litre. Faites infuser à vase clos jusqu'à refroidissement; passez; exprimez; ajoutez : Sucre, 30 gr. — 2 à 3 tasses par jour. — Bronchite chronique. Coliques utérines. Coqueluche. Cystite. Diarrhée. Dyssenterie. Entéralgie. Entérite. Insomnie. Spasmes. Toux spasmodique. Vomissements spasmodiques.

DÉCOCTION DE PAVOT

Péricarpe de têtes de pavot, 20 gram. Eau, 1 litre. Faites bouillir 5 à 10 minutes à vase clos ; passez ; exprimez. — En injections renouvelées. — Blennorrhagie. Cancer de l'utérus. Coliques utérines. Leucorrhée. Métrite. Vaginite. — En lavements. — Cystite. Dyssenterie. Entéralgie. Entérite.

La décoction bouillante d'une tête de pavot, dans 1/2 litre d'eau, s'emploie avec succès en fumigation au moyen d'un entonnoir renversé emboîtant la cafetière ; on dirige la vapeur dans la bouche, vers les dents qui causent de vives douleurs. — Abcès des gencives. Odontalgie.

GARGARISME SÉDATIF

Tête de pavot concassée, 1. Graine de lin, 5 gram. Eau, 1|2 litre. Faites bouillir pendant 10 à 15 minutes; passez ; exprimez ; ajoutez : Miel blanc, 30 gram. — En gargarismes renouvelés. — Angines. Aphtes. Odontalgie. Pharyngite. Stomatites. Ulcérations douloureuses de la bouche.

PENSÉE SAUVAGE. (Viola tricolor). Violette tricolore. Herbe de la Trinité. Plante indigène de la famille des *Violariées*. Les fleurs de la pensée sauvage sont : *dépuratives*, *diaphorétiques*, *laxatives*, légèrement *toniques*.

INFUSION DE PENSÉE SAUVAGE

Fleurs de pensée sauvage, 20 à 40 gram Eau très bouillante, 1 litre. Laissez infuser à vase clos jusqu'à refroidissement ; passez ; exprimez ; ajoutez : Sucre, 60 gram. — 2 à 3 tasses par jour. — Affections de la peau. Croûtes de lait ou gourmes des enfants. Eczéma. Impétigo. Rhumatisme chronique. Scrofule. Teigne muqueuse.

SIROP DE PENSÉE SAUVAGE

Fleurs sèches de pensée sauvage, 40 gram. Alcool à 60°, 20 gram. Laissez en contact pendant 24 heures ; ajoutez : Eau très bouillante, 1|2 litre. Laissez infuser à vase clos jusqu'à refroidissement ; passez ; exprimez ; ajoutez : Sucre, 900 gram. Faites fondre au bain-marie bouillant pendant 1|2 heure ; clarifiez. — 4 à 6 cuillerées par jour. — Même usage.

PERSIL. (Apium petroselinum). Persil commun. Ache persil. Plante indigène de la famille des *Ombellifères*. Les feuilles et les semences de persil sont : *diaphorétiques, diurétiques, emménagogues, fébrifuges, stimulantes.*

INFUSION DE SEMENCES DE PERSIL

Semences de persil, 10 à 15 gram. Eau très bouillante, 1 litre. Faites infuser à vase clos jusqu'à refroidissement ; passez ; exprimez ; ajoutez : Sucre, 30 à 50 gram. — 3 à 4 tasses par jour. — Albuminerie. Aménorrhée. Blennorrhagie. Dysménorrhée. Fièvres intermittentes. Gravelle. Hydropisie. Ictère. Leucorrhée. Néphrite albumineuse. Œdème.

L'huile essentielle de semences de persil ou apiol se donne en capsules à la dose de 4 capsules par jour dans l'aménorrhée, la dysménorrhée et les fièvres intermittentes. Ces capsules gélatineuses se trouvent préparées dans les pharmacies.

TOPIQUE RÉSOLUTIF DE PERSIL

Persil frais broyé, quantité suffisante. — En applications renouvelées. — Abcès. Contusions. Ecchymoses. Engorgements laiteux des mamelles. Entorses. Hémorroïdes douloureuses et engorgées.

Le persil pilé avec des limaçons à coquille, forme une sorte de pommade très efficace pour l'usage externe dans les cas précités.

PHELLANDRIE AQUATIQUE. (Phellandrium aquaticum). Fenouil d'eau. Phellandre aquatique. Plante indigène de la famille des *Ombellifères-Sésélinées* Les semences de phellandrie aquatique sont : *antispasmodiques, expectorantes, sédatives, stimulantes.*

POUDRE DE PHELLANDRIE

Semences de phellandrie pulvérisées, 16 gram. Divisez en 40 paquets de poids égal. — 5 paquets par jour dans du pain azyme ou délayés dans un peu de miel, laissant entre chaque prise 3 heures d'intervalle. — Asthme humide. Bronchite chronique. Bronchorrée. Laryngite. Phthisies. Toux convulsive.

SIROP DE PHELLANDRIE

Semences de phellandrie pulvérisées, 50 gram. Eau bouillante, 1/2 litre. Versez l'eau bouillante sur la poudre de phellandrie et laissez infuser à vase clos jusqu'à refroidissement; passez; exprimez ; filtrez ; ajoutez : Sucre, 1,000 gram. Faites dissoudre à froid. — 3 à 5 cuillerées par jour. — Même usage que la poudre.

PIMENT. (Capsicum annum). Capsique. Piment des jardins. Poivre d'Inde. Corail des jardins. Plante indigène de la famille des *Solanacées*. Les semences de piment sont : *carminatives, résolutives, sédatives, stimulantes.*

PILULES ANTIHÉMORROÏDALES

Semences de piment pulvérisées, 6 gram. Miel et poudre de réglisse, quantité suffisante pour 30 pilules de poids égal. — 3 à 4 pilules matin et soir. — Hémorroïdes douloureuses et engorgées.

GARGARISME RÉSOLUTIF

Semences de piment grossièrement pulvérisées, 20 gram. Eau très bouillante, 1/2 litre. Laissez infuser à vase clos jusqu'à refroidissement; passez; exprimez; ajoutez : Miel rosat, 50 gram. Délayez. — Gargarismes réfractés. — Angine couenneuse.

PIN MARITIME. (Pinus maritima). Pin de Bordeaux. Pin des Landes. Grand pin. Arbre indigène de la famille des *Conifères-Abiétinées*. La sève de pin maritime s'emploie comme : *expectorant, sédatif, stimulant, tonique.*

SÈVE DE PIN MARITIME

Sève de pin maritime, 2 litres. — 3 à 4 verres par jour. — Anorexie. Bronchites. Cystite. Dyspepsie. Entérite. Phthisie commençante. Toux opiniâtre.

La sève de pin maritime s'obtient en forçant de l'eau à traverser les troncs de pin, sous l'influence d'une forte pression. C'est un liquide lactescent, un peu plus lourd que l'eau, de saveur balsamique, fraîche, térébenthinée, persistante, qui rappelle celle du pin.

POLYGALA DE VIRGINIE. (Polygala senega). Polygala de la Caroline. Plante exotique de l'Amérique septentrionale, de la famille des *Polygalées*. La racine du polygala de Virginie est : *béchique, contro-stimulante, diaphorétique, expectorante, stimulante, tonique, purgative* et *vomitive* à haute dose.

INFUSION DE POLYGALA

Racine de polygala incisée, 10 à 15 gram. Eau très bouillante, 1 litre. Laissez infuser à vase clos pendant 6 heures; passez; exprimez; ajoutez: Lait cru sucré, 125 gram., ou sirop de gomme ou de tolu, 50 gram. — 3 à 4 tasses par jour. — Asthme. Bronchite chronique. Bronchorrhée. Coqueluche. Croup. Gastrorrhée. Laryngite. Phthisies. Toux opiniâtre.

SIROP DE POLYGALA

Racine de polygala incisée, 40 gram. Eau très bouillante, 1|2 litre. Laissez infuser à vase clos pendant 12 heures; passez; exprimez; ajoutez: Sucre, 1,000 gram. Faites le sirop en laissant bouillir 5 à 10 minutes. — 2 à 3 cuillerées par jour. — Même usage que l'infusion.

POMME DE TERRE. (Solanum tuberosum). Morelle tubéreuse. Parmentière. Plante indigène de la famille des *Solanacées*. La tige, les feuilles, les fleurs et le tubercule de la pomme de terre sont : *antiphlogistiques*, *antiseptiques*, *émollients*, *expectorants*, *sédatifs*. La fécule de pomme de terre est : *absorbante*, *émolliente*.

DÉCOCTION DE FEUILLES DE POMME DE TERRE

Tiges et feuilles de pomme de terre, 60 gram. Eau, 1 litre. Faites bouillir à vase clos pendant 10 à 15 minutes; passez; exprimez; ajoutez : Miel blanc ou sucre, 50 gram. — 3 à 4 tasses par jour. — Bronchite chronique. Coqueluche. Diarrhée. Entérite. Névralgies. Rhumatisme chronique. Toux opiniâtre.

DÉCOCTION DE POMME DE TERRE

Pommes de terre mondées et divisées, 100 gram. Eau, 1 litre. Faites bouillir à vase clos pendant 20 à 30 minutes; passez; exprimez; ajoutez : Extrait de réglisse, 50 gram. Faites dissoudre. — 3 à 4 tasses par jour. — Blennorrhagie. Bronchite chronique. Cystite. Entérite. Gravelle. Leucorrhée. Métrite. Scorbut. Vaginite.

La même décoction s'emploie en injections renouvelées contre la blennorrhagie et la leucorrhée.

La pomme de terre cuite et réduite en bouillie avec des décoctions de plantes mucilagineuses, telles que la mauve, la guimauve, la tête de pavot, est très utile en cataplasmes qu'on applique comme adoucissants, maturatifs et sédatifs sur les abcès, les cancers, les contusions, les furoncles, les hémorroïdes, les panaris, les phlegmons, les tumeurs inflammatoires.

Le suc exprimé de la pomme de terre, étendu sur du papier brouillard au moyen d'une plume, est très efficace pour le pansement des brûlures, en applications renouvelées.

La fécule de pomme de terre s'emploie en topique sur les érysipèles, l'intertrigo.

La fécule de pomme de terre, à la dose de 500 gr., délayée d'abord dans de l'eau froide, 3 litres, puis délayée de nouveau dans 3 litres d'eau chaude ajoutée à l'eau froide, sert à préparer des bains émollients en versant dans l'eau du bain la fécule délayée comme il a été indiqué. Les bains de fécule de pomme de terre sont très efficaces dans les maladies de la peau avec irritation.

PYRÈTHRE. (Anthemis pyrethrum). Camomille pyrèthre. Pyrèthre officinale. Anacyle pyrèthre. Plante exotique de l'Afrique, de l'Asie, de la famille des *Synanthérées-Sénécionidées*. La racine de pyrèthre s'emploie à l'extérieur comme : *parasiticide*, *sédatif*, *sialagogue*, *sternutatoire*, *stimulant*.

DÉCOCTION DE PYRÈTHRE

Racine de pyrèthre incisée, 30 gram. Eau, 1|2 litre. Faites bouillir 5 à 15 minutes à vase clos; passez; exprimez. — En frictions matin et soir. — Choléra. Cholérine. Courbature. Lumbago. Paralysies des membres. Rhumatisme musculaire. Sciatique rhumatismale.

Cette décoction s'emploie avec addition de 30 à 60 gram. de miel blanc en gargarismes réfractés. — Angine tonsillaire. Engorgements des glandes salivaires. Fluxions muqueuses du pharynx. Névralgies dentaires. Paralysie de la langue.

La racine de pyrèthre, en petits morceaux, en la mâchant comme *sialagogue*, s'emploie dans les cas précités.

POUDRE PARASITICIDE

Racine de pyrèthre pulvérisée, 50 gram. Semences de staphysaigre pulvérisées, 50 gram. Gingembre pulvérisé, 50 gram. Poivre long pulvérisé, 50 gram. Mêlez. — Saupoudrer les parties infectées le soir avant de se coucher. — Phthiriase.

TEINTURE ANTIODONTALGIQUE

Racine de pyrèthre incisée, 12 gram. Alcool à 80°, 60 gram. Faites macérer pendant 6 jours; passez; exprimez. — Tampon de ouate imbibée de teinture de pyrèthre introduit dans la dent cariée; renouvelez cette application tous les jours jusqu'à ce que la dent soit devenue insensible. — Carie dentaire. Odontalgie.

VINAIGRE ANTIODONTALGIQUE

Racine de pyrèthre incisée, 10 gram. Opium brut, 2 gram. Vinaigre blanc, 60 gram. Faites macérer pendant 48 heures; passez; exprimez; filtrez. — Badigeonnez les gencives matin et soir; introduisez un petit flocon de ouate dans la cavité de la dent cariée. Renouvelez cette application tous les jours jusqu'à ce que la dent soit devenue insensible. — Carie dentaire. Odontalgie.

QUASSIER AMER. (Quassia amara). Bois amer de Surinam. Arbre exotique de la Guyanne, de la famille des *Rutacées-Simaroubées*. Les copeaux du bois du quassier amer sont : *fébrifuges, reconstituants, stomachiques, toniques, vermifuges.*

INFUSION DE QUASSIER AMER

Copeaux de quassia amara fragmentés, 10 gram. Eau froide, 2 litres. Faites macérer à froid pendant 6 à 12 heures. On peut remplacer jusqu'à concurrence d'un litre d'eau l'infusion consommée pour l'usage indiqué. — 3 à 4 tasses par jour avant ou pendant les repas. — Anémie. Anorexie. Ascarides lombricoïdes. Asthénie. Blennorrhagie. Blennorrhée. Bronchite chronique. Bronchorrhée. Diarrhée non inflammatoire. Dyspepsie. Fièvres intermittentes légères. Gastrorrhée. Goutte. Leucorrhée. Oxyures. Vomissements spasmodiques.

L'infusion de quassia amara tiède s'emploie en lavements réfractés, contre les ascarides lombricoïdes et les oxyures.

VIN DE QUASSIA AMARA

Quassia amara pulvérisé, 60 gram. Alcool à 56°, 120 gram. Laissez en contact 24 heures ; ajoutez : Vin rouge généreux, 1 litre. Laissez macérer 4 à 5 jours ; filtrez. — 3 à 4 petits verres par jour. — Même usage que l'infusion de quassia amara.

QUINQUINAS. Ecorces fournies par le Cinchona micrantha (quinquina gris huanuco), par le Cinchona calisaya (quinquina jaune royal), par le Cinchona succirubra (quinquina rouge). Arbres exotiques de la

Bolivie et du Pérou, de la famille des *Rubiacées*. Les quinquinas sont : *antiseptiques, astringents, fébrifuges, reconstituants, stimulants, stomachiques, toniques.*

Il existe dans le commerce des faux quinquinas ; on comprend sous ce nom certaines écorces non fournies par le genre *Cinchona*, qui ne contiennent ni quinine ni cinchonine, et qui ont des propriétés fébrifuges, toniques, nulles ou très équivoques.

Les diverses écorces de quinquina ne contenant pas dans les mêmes proportions les substances qui les caractérisent : *quinine, cinchonine, quinidine, acide quinique, cinchonique, tannique*, unis à la matière colorante grise, jaune et rouge, il s'ensuit que suivant son espèce, le quinquina pourra remplir des indications spéciales. En général, le quinquina gris est astringent et tonique. Le quinquina jaune est plus amer, moins astringent, mais doué d'une action fébrifuge bien tranchée. Le quinquina rouge est intermédiaire aux deux autres et est à la fois astringent, fébrifuge et tonique.

QUINQUINA GRIS. Cinchona micrantha.

INFUSION DE QUINQUINA GRIS.

Quinquina gris concassé, 20 gram. Eau froide, 1 litre. Faites macérer pendant 12 heures ; passez ; exprimez. — 3 à 4 tasses par jour. — Anémie. Anorexie. Asthénie. Chlorose. Dyspepsie. Flux hémorroïdal immodéré. Leucorrhée. Ménorrhagie. Rachitisme. Scrofule.

DÉCOCTION DE QUINQUINA GRIS

Quinquina gris concassé, 30 gram. Ecorce d'orange amère, 10 gram. Eau, 1 litre 1|2. Faites bouillir l'écorce de quinquina jusqu'à réduction à 1 litre ; passez ; ajoutez l'écorce d'orange ; laissez infuser à vase clos jusqu'à refroidissement; passez; exprimez; ajoutez : Sucre, 60 gram. — 2 à 3 tasses par jour. — Même usage que l'infusion.

SIROP DE QUINQUINA GRIS

Quinquina gris en poudre demi-fine, 45 gram. Eau, 1|2 litre. Faites bouillir à vase clos pendant 1|2 heure; passez; faites bouillir de nouveau pour faire réduire de moitié; ajoutez : Sucre, 500 gram. Faites cuire en consistance de sirop; filtrez au papier. — 2 à 5 cuillerées par jour. — Même usage que l'infusion.

VIN DE QUINQUINA GRIS

Quinquina gris concassé, 60 gram. Alcool à 60°, 120 gram. Laissez en contact 24 heures; ajoutez : Vin rouge généreux, 1 litre. Faites macérer pendant 8 jours; agitez de temps en temps; passez; exprimez; filtrez. — 2 à 3 petits verres à liqueur par jour. — Même usage que l'infusion.

DÉCOCTION DE QUINQUINA GRIS

Quinquina gris concassé, 50 gram. Eau, 1 litre 1|2. Faites bouillir à vase clos jusqu'à réduction à 1 litre; passez le liquide chaud. — Lotions, lavages et applications de compresses imbibées renouvelées. — Plaies atoniques, gangréneuses. Ulcères atoniques. — En injections réfractées. — Chute du rectum, du vagin. Leucorrhée.

GARGARISME DÉTERSIF

Décoction de quinquina gris, 100 gram. Infusion de roses rouges, 100 gram. Teinture de myrrhe, 8 gram. Acide chlorhydrique, 10 gouttes. Mêlez. — En gargarismes réitérés. — Angines. Stomatites scorbutiques, ulcéreuses.

POUDRE DE QUINQUINA CAMPHRÉE

Quinquina gris pulvérisé, 32 gram. Camphre pulvérisé, 2 gram. Mêlez. — Saupoudrez matin et soir les parties malades. — Plaies atoniques, gangréneuses.

QUINQUINA JAUNE. Cinchona calisaya. Quinquina royal.

INFUSION DE QUINQUINA JAUNE

Quinquina jaune concassé, 20 gram. Eau froide, 1 litre. Faites macérer pendant 12 heures ; passez ; exprimez. — 3 à 4 tasses par jour. — Asthénie. Chlorose. Dyspepsie. Fièvres intermittentes. Leucorrhée. Rachitisme. Scrofule.

DÉCOCTION DE QUINQUINA JAUNE

Quinquina jaune concassé, 30 gr. Ecorce d'oranges amères, 10 gram. Eau, 1 litre 1|2. Faites bouillir l'écorce de quinquina jusqu'à réduction à 1 litre ; passez ; ajoutez l'écorce d'orange ; laissez infuser à vase clos jusqu'à refroidissement ; passez ; exprimez ; ajoutez : Sucre, 60 gram. — 2 à 3 tasses par jour. — Même usage que l'infusion.

DÉCOCTION FÉBRIFUGE

Quinquina jaune concassé, 80 gram. Acide sulfurique dilué à 1|7, 10 gram. Eau, 1 litre. Faites bouillir pendant 1|2 heure à vase clos ; passez ; exprimez ; ajoutez : Sucre, 60 gram. — Par tasses, de 1|2 heure en 1|2 heure, quelques heures avant l'accès. — Fièvres intermittentes.

ÉLECTUAIRE FÉBRIFUGE

Quinquina jaune pulvérisé, 16 gram. Racine de quassia amara pulvérisée, 8 gram. Miel blanc, 40 gr. Mêlez. — 1 à 2 cuillerées, 3 heures avant l'accès. — Fièvres intermittentes rebelles.

SIROP DE QUINQUINA AU VIN

Extrait aqueux de quinquina jaune, 12 gram. Vin

de Malaga, 1|2 litre. Sucre, 600 gram. Faites dissoudre l'extrait dans le vin; ajoutez le sucre; faites dissoudre au bain-marie; laissez refroidir; passez. — 3 à 6 cuillerées par jour. — Même usage que l'infusion.

VIN DE QUINQUINA JAUNE

Quinquina jaune grossièrement pulvérisé, 60 gr. Alcool à 60°, 120 gram. Laissez en contact pendant 24 heures à vase clos; ajoutez : Vin rouge généreux, 1 litre. Faites macérer pendant 8 jours; agitez de temps en temps; passez; exprimez; filtrez. — 2 à 3 petits verres à liqueur par jour. — Même usage que l'infusion.

Le vin de Madère ou de Malaga s'emploie également pour la préparation des vins de quinquina.

LAVEMENT FÉBRIFUGE

Quinquina jaune concassé, 20 gram. Eau, 1/2 litre. Faites réduire de moitié par l'ébullition à vase clos; passez; ajoutez : Laudanum de Sydenham, 12 gouttes. Mêlez. — En lavements réfractés. — Fièvres intermittentes.

POMMADE STIMULANTE

Extrait aqueux de quinquina jaune, 5 gram. Huile d'amandes douces, 20 gram. Moelle de bœuf, 60 gr. Baume du Pérou, 2 gram. 5 décigram. Essence de bergamote, 15 gouttes. Faites fondre la moelle de bœuf au bain-marie; ajoutez l'huile d'amandes douces et l'extrait de quinquina. Délayez en mélangeant; laissez digérer 5 minutes; retirez du bain-marie; ajoutez le baume du Pérou et l'essence de bergamote; mêlez; versez dans un petit pot avant le refroidissement de la pommade; couvrez le pot. — En onctions et frictions matin et soir, près et sur les racines des cheveux. — Chute des cheveux.

POUDRE ANTISEPTIQUE

Quinquina jaune pulvérisé, 30 gram. Charbon de bois pulvérisé, 30 gram. Mêlez. — Saupoudrez matin et soir les parties malades. — Plaies gangréneuses. Ulcères atoniques.

QUINQUINA ROUGE. Cinchoma succirubra.

PILULES DE QUINQUINA ROUGE

Extrait alcoolique de quinquina rouge, 10 gram. Poudre de guimauve et mucilage gommeux, quantité suffisante pour 40 pilules de poids égal. — 2 à 4 pilules par jour. — Asthénie. Chlorose. Dyspepsie. Fièvres intermittentes. Rachitisme. Scrofule.

RAIFORT SAUVAGE. (Cochlearia armoracia). Cochléaria de Bretagne. Rave sauvage. Plante indigène de la famille des *Crucifères*. La racine de raifort sauvage est : *dépurative, diaphorétique, diurétique, stimulante ;* à haute dose elle est : *purgative* et *vomitive*.

SIROP DE RAIFORT IODURÉ

Racine fraîche de raifort, 100 gram. Feuilles fraîches de cochléaria, 100 gram. Feuilles fraîches de cresson de fontaine, 100 gram. Feuilles sèches de ményanthe, 10 gram. Ecorce d'oranges amères, 20 gr. Ecorce de cannelle de Ceylan, 5 gram. Vin blanc, 1|2 litre. Alcool à 90°, 30 gram. Sucre, 750 gram. Pilez les feuilles de cochléaria et de cresson ; incisez la racine de raifort, les feuilles de ményanthe et l'écorce d'oranges amères; concassez la cannelle ; faites macérer 6 jours dans le vin auquel vous aurez ajouté l'alcool ; passez ; exprimez fortement ; ajoutez : Sucre, 750 gram. Faites un sirop par coction au bain-marie ; ajoutez au sirop refroidi, iodure de potassium, 3 gram. dissout dans le double de son poids d'eau ; mêlez. —

2 à 4 cuillerées par jour. — Aménorrhée. Aphonie. Asthme pituiteux. Bronchite chronique. Bronchorrhée. Gastrorrhée. Goutte. Hydropisies. Leucorrhée. Néphrite albumineuse. Œdème. Rhumatisme chronique. Scorbut. Scrofule. Syphilis.

Le sirop de raifort ioduré remplace avantageusement le sirop antiscorbutique.

RATANHIA. Racine du Kramerie triandre (Krameria triandra). Ratanhia du Pérou. Kramer à 3 étamines. Arbuste exotique de la Bolivie et du Pérou, de la famille des *Polygalées*. La racine du kramerie triandre, désignée sous le nom de *Ratanhia*, est : *astringente, hémostatique*.

DÉCOCTION DE RATANHIA

Racine de ratanhia concassée, 20 à 30 gram. Eau, 1 litre. Faites bouillir à vase clos, pendant 15 à 20 minutes ; passez ; exprimez ; ajoutez : Sucre, 50 gram. — 2 à 4 tasses par jour. — Blennorrhagie. Blennorrhée. Diarrhée chronique. Dyssenterie. Flux hémorroïdal. Hémoptysies. Hémorrhagies des muqueuses. Leucorrhée.

SIROP DE RATANHIA

Extrait de ratanhia, 25 gram. Eau distillée chaude, 50 gram. Sirop simple, 500 gram. Faites dissoudre l'extrait dans l'eau distillée chaude ; mêlez au sirop bouillant ; faites bouillir 20 à 30 minutes ; passez. — 3 à 5 cuillerées par jour. — Même usage que l'infusion.

GLYCÉRÉ DE RATANHIA

Extrait de ratanhia pulvérisé, 10 gram. Oxyde de zinc, 8 gram. Glycéré d'amidon, 40 gram. Mêlez. — Onctions, 3 fois par jour. — Gerçures du mamelon. (Le mamelon doit être essuyé avant d'être offert au nourrisson). — Introduction dans l'anus d'un cône de charpie ou de linge enduit de ce glycéré, matin et soir. — Fissures anales. Flux hémorroïdal immodéré.

SOLUTION D'EXTRAIT DE RATANHIA

Extrait de ratanhia, 10 gram. Eau chaude, 1|2 litre. Faites dissoudre l'extrait dans l'eau tiède ; passez. — En gargarismes réfractés. — Gingivites simples, scorbutiques. Ramollissement des gencives. — En injections renouvelées. — Blennorrhagie. Blennorrhée. Leucorrhée. Vaginite. — En lavements réfractés. — Diarrhée. Fissures anales. Flux hémorroïdal immodéré.

SUPPOSITOIRES DE RATANHIA

Extrait de ratanhia pulvérisé, 6 gram. Beurre de cacao, 24 gram. Mêlez. Pour 6 cônes de poids égal. — Introduction d'un cône suppositoire matin et soir. — Fissures anales. Flux hémorroïdal immodéré.

RHUBARBE OFFICINALE. (Rheum officinale). Plante exotique du Thibet, de la famille des *Polygonées*. La rhubarbe officinale de Chine ou du Thibet est : *laxative*, *purgative*, *stomachique*, *tonique*, *vermifuge*.

INFUSION DE RHUBARBE

Rhubarbe de Chine incisée, 20 à 30 gram. Eau froide, 1 litre. Faites macérer pendant 24 heures ; agitez de temps en temps ; passez ; exprimez ; ajoutez : Sucre, 50 a 60 gram. — 3 à 4 tasses par jour. — Anorexie. Constipation. Diarrhée bilieuse. Dyssenterie. Dyspepsie. Embarras gastrique. Hépatorrhée.

PILULES STOMACHIQUES

Rhubarbe de Chine pulvérisée, 2 gram. Sucre pulvérisé, 6 gram. Mucilage gommeux, quantité suffisante pour 40 pilules de poids égal. — 2 à 3 pilules matin et soir, avant les repas. — Même usage que l'infusion.

POUDRE STOMACHIQUE

Rhubarbe de Chine pulvérisée, 3 gram. Gingembre pulvérisé, 3 gram. Fleurs de camomille romaine pulvérisées, 6 gram. — Mêlez. Pour 12 cachets de poids égal. — 2 cachets par jour, avant ou après le principal repas. — Même usage que l'infusion.

PILULES PURGATIVES

Rhubarbe de Chine pulvérisée, 3 gram. Savon médicinal, 1 gram. 2 décigram. Sirop simple, quantité suffisante pour 20 pilules de poids égal. — 2 à 4 pilules le matin à jeun. — Constipation. Embarras gastrique.

POUDRE PURGATIVE

Rhubarbe de Chine pulvérisée, 4 gram. Gingembre pulvérisé, 2 gram. Magnésie calcinée, 14 gram. Mêlez. Pour 20 cachets de poids égal. — 2 à 4 cachets le matin à jeun. — Même usage que les pilules purgatives.

SIROP DE RHUBARBE

Rhubarbe de Chine grossièrement pulvérisée, 25 gr. Eau froide, 250 gram. Faites macérer pendant 12 heures ; agitez de temps en temps ; passez ; exprimez ; filtrez ; ajoutez : Sucre, 500 gram. Faites dissoudre au bain-marie. — 1 cuillerée matin et soir. — Même usage que l'infusion.

VIN DE RHUBARBE

Rhubarbe de Chine concassée, 40 gram. Ecorce d'oranges amères incisée, 10 gram. Petit cardamome grossièrement pulvérisé, 5 gram. Vin de Madère ou de Malaga, 1/2 litre. Faites macérer pendant 3 jours ; passez ; exprimez ; ajoutez : Sucre, 60 gram. Faites dissoudre ; filtrez. — Un petit verre à liqueur matin et soir, avant le repas. — Même usage que l'infusion.

RICIN. (Ricinus communis). Palma-Christi. Arbre

exotique de l'Afrique, de l'Amérique, de la famille des *Euphorbiacées*. L'huile retirée des graines du ricin est généralement employée comme : *purgatif doux*, *vermifuge*, exempt de toute action irritante.

L'huile de ricin se prend à jeun, à la dose de 16, 20, 30, 36, ou 45 gram., selon les cas, dans une tasse de bouillon aux herbes chaud, ou de café, du thé chaud et sucré, en ayant soin de ne pas boire froid après son ingestion, et d'éviter surtout de toucher l'eau froide et le refroidissement ; quelques tasses d'infusion de thé léger, chaude et sucrée, ou du bouillon léger chaud, doivent se prendre dans la matinée afin de favoriser la purgation. — Ascarides lombricoïdes. Constipation. Embarras gastrique. Empoisonnements. Hernie étranglée. Métrite Oxyures. Péritonite. Tænia.

L'huile de ricin se donne aux enfants en bas âge, à la dose de 8 à 12 gram. Elle s'emploie également en lavements à la dose de 30 à 50 gram., délayée dans 1/2 litre de décoction de graine de lin ou de guimauve avec 1 jaune d'œuf, dans les cas précités.

RIZ. (Oriza sativa). Riz cultivé. Plante exotique de la famille des *Graminées*. Les semences de riz sont : *antiphlogistiques*, *émollientes*, *sédatives*.

La décoction de riz, 20 gram. pour 1 litre d'eau, est un remède populaire contre la diarrhée et l'entérite.

La farine de riz sert à faire des cataplasmes émollients qui ont l'avantage d'aigrir moins rapidement que ceux de farine de lin. La poudre de riz sèche s'emploie comme *absorbant*, en topique, dans les inflammations de la peau, l'intertrigo.

RONCE. (Rubus fruticosus). Ronce commune. Ronce des baies. Plante indigène de la famille des

Rosacées-Dryadées. Les feuilles de ronce sont : *astringentes, détersives, toniques.*

DÉCOCTION DE FEUILLES DE RONCE

Feuilles de ronce, 20 à 30 gram. Eau, 1 litre. Faites bouillir 10 à 15 minutes ; passez ; exprimez ; ajoutez : Alun, 4 à 6 gram. Miel blanc, 60 gram. — Gargarismes réfractés. — Angines. Pharyngite. Œdème de la glotte. Ramollissement des gencives.

Le chlorate de potasse et le tannin peuvent être substitués à l'alun, à la même dose, dans les cas indiqués.

GARGARISME DÉTERSIF RÉSOLUTIF

Décoction de ronce ou d'orge perlé, 200 gram. Acide phénique cristallisé, 2 gram. Laudanum de Sydenham, 1 gram. Sirop de mûres, 50 gram. — En gargarismes renouvelés. — Même usage que le gargarisme précédent dans les cas graves.

ROSIER FRANÇAIS. (Rosa gallica). Rosier gallique. Rosier de Provins. Plante indigène de la famille des *Rosacées-Rosées*. Les pétales de roses rouges sont : *antiphlogistiques*, *astringents*, *toniques*.

INFUSION DE ROSES ROUGES

Pétales de roses rouges, 10 à 16 gram. Eau très bouillante, 1 litre Laissez infuser à vase clos jusqu'à refroidissement ; passez ; exprimez ; ajoutez : Sucre, 60 gram. — 3 à 4 tasses par jour. — Diarrhée. Dyssenterie. Dyspepsie. Gastrite. Hémoptysie. Laryngite. Phthisie pulmonaire.

COLLYRE RÉSOLUTIF

Sulfate de zinc cristallisé pur, 5 décigram. Sucre candi pulvérisé, 5 décigram. Racine d'iris de Florence pulvérisée, 5 décigram. Eau de roses, 300 gram. Faites macérer ; filtrez. — En instillations, lotions, bains d'yeux réfractés. — Conjonctivites chroniques. Ophthalmies scrofuleuses.

DÉCOCTION DE ROSES ROUGES

Pétales de roses rouges, 40 à 50 gram. Eau, 1 litre. 5 à 10 minutes d'ébullition à vase clos; passez; exprimez. — En injections réfractées. — Blennorrhagie. Blennorrhée. Leucorrhée.

GARGARISME DÉTERSIF

Décoction d'orge perlé, 250 gram. Miel rosat, 60 gr. Alcool sulfurique, 2 gram. Mêlez. — Gargarismes renouvelés. — Angines chroniques. Muguet. Stomatites scorbutiques, ulcéreuses.

SALSEPAREILLE. (Smilax medica). Smilace médicinale. Plante exotique du Brésil et du Mexique, de la famille des *Smilacées*. La racine de salsepareille s'emploie comme : *dépuratif*, *diaphorétique*, *stimulant*.

DÉCOCTION DE SALSEPAREILLE

Salsepareille concassée, 60 à 100 gram. Eau, 1 litre 1|4. Faites macérer pendant 24 heures; ensuite faites bouillir à vase clos pendant 1|2 heure; passez; exprimez; laissez refroidir; ajoutez : Iodure de potassium, 1 à 2 gram. Sucre, 60 gram. — 2 à 4 tasses par jour. — Affections de la peau. Arthrites. Rhumatismes. Scrofule. Syphilis.

DÉCOCTION DE FELTZ

Salsepareille concassée, 100 gram. Colle de poisson, 10 gram. Sulfure d'antimoine naturel pulvérisé, 80 gram. Eau, 2 litres. Faites macérer la salsepareille et la colle de poisson dans les 2 litres d'eau, pendant 24 heures. D'autre part, mettez le sulfure d'antimoine dans un nouet de linge; faites le bouillir dans 2 litres d'eau pendant 1 heure; rejettez cette eau ; réunissez le nouet contenant le sufure avec la salsepareille et la colle de poisson et faites bouillir jusqu'à réduction de moitié; passez; laissez déposer; décantez; ajoutez: Sucre, 60 gram. — 2 à 3 tasses par jour. — Même usage que la décoction précédente.

SIROP DE SALSEPAREILLE

Extrait alcoolique de salsepareille, 45 gram. Eau chaude, 1|2 litre. Faites dissoudre; filtrez; ajoutez: Sucre, 1,000 gram. Faites fondre à un feu doux; laissez refroidir; ajoutez: Iodure de potassium, 10 gram. dissout dans 20 gram. d'eau. — 2 à 4 cuillerées par jour. — Même usage que la décoction.

SANTONINE. Alcaloïde ou principe actif extrait du semen-contra, très employé chez les enfants comme: *vermifuge*.

PILULES DE SANTONINE

Santonine pulvérisée, 2 gram. Miel et poudre de réglisse, quantité suffisante pour 40 pilules de poids égal. — 2 pilules à 2 ans, 4 pilules à 4 ans, et ainsi de suite en augmentant d'une pilule par année. — Ascarides lombricoïdes. Oxyures.

LAVEMENT VERMIFUGE

Santonine, 10 à 30 centigram., selon l'âge. Eau de menthe, 10 gram. Faites dissoudre; ajoutez: Eau tiède, 200 gram., pour 1 lavement vermifuge.

SAORIA. Drupes produites par la Maese peinte. Plante exotique de l'Abyssinie, de la famille des *Myrcinacées*. La pulpe desséchée et pulvérisée des drupes de saoria est employée comme: *purgatif*, *tœnifuge*.

POUDRE DE SAORIA

Pulpe sèche de saoria pulvérisée, 12 à 16 gram. Purée épaisse de fèves ou de lentilles, 60 gram. Mêlez.

— A prendre le matin à jeun. — Tænia ou ver solitaire.

Si le tænia n'est pas expulsé avec la tête, renouvelez le remède 8 ou 15 jours après en augmentant la dose de 4 ou 8 gram.

SAPIN. (Abies pectinata). Sapin argenté. Sapin blanc. Arbre indigène de la famille des *Conifères-Abiétinées.* Les bourgeons de sapin s'emploient comme: *diurétiques*, *expectorants*, *hémostatiques*, *stimulants*, *toniques*.

INFUSION DE BOURGEONS DE SAPIN

Bourgeons de sapin, 20 à 30 gram. Eau très bouillante, 1 litre. Laissez infuser à vase clos jusqu'à refroidissement; passez; exprimez; ajoutez : Sirop de gomme ou sucre, 50 gram — 3 à 4 tasses par jour. — Bronchites. Bronchorrhée. Cystite. Enrouement. Hémoptysie. Hydropisies. Laryngite. Phthisies. Scorbut. Toux opiniâtre.

L'infusion de bourgeons de sapin s'emploie aussi en injections réfractées dans la blennorrhagie, la blennorrhée, la cystite, la leucorrhée.

SAPONAIRE. (Saponaria officinalis). Savonnière. Herbe à foulon. Plante indigène de la famille des *Dianthacées-Silénées.* Les feuilles de la saponaire sont : *dépuratives*, *diaphorétiques*, *stomachiques*, *toniques*.

INFUSION DE SAPONAIRE

Feuilles de saponaire, 20 à 30 gram. Eau très bouillante, 1 litre. Laissez infuser à vase clos jusqu'à refroidissement; passez; exprimez; ajoutez : Sucre, 60 gram. — 2 à 4 tasses par jour. — Affections chroniques de la peau. Albuminerie. Calculs biliaires. Chlorose. Coliques hépatiques. Dyspepsie. Goutte. Gravelle. Ictère. Néphrite albumineuse. Rhumatisme chronique. Syphilis.

L'addition de 6 gram. de bicarbonate de soude augmente l'efficacité de cette infusion dans les cas indiqués.

SAUGE SCLARÉE. (Salvia sclarea). Orvale. Toute-Bonne. Sauge des lieux chauds rocailleux. Plante indigène de la famille des *Labiées-Monandrées*. Les feuilles et les fleurs de la sauge sclarée sont : *antispasmodiques, résolutives, stimulantes, stomachiques, toniques*.

INFUSION VINEUSE DE SAUGE

Feuilles et fleurs de sauge sclarée, 20 gram. Vin rouge généreux, 1/2 litre. Eau bouillante, 1/2 litre. Faites infuser à vase clos à une douce chaleur, pendant 12 heures ; passez ; exprimez ; ajoutez : Sucre, 60 gram. — 2 à 3 tasses par jour. — Anorexie. Asthénie. Bronchorrhée. Dyspepsie. Gastrorrhée. Goutte. Hystérie. Indigestion. Rhumatisme chronique. Stérilité. Tremblement des membres. Vertiges. Vomissements spasmodiques.

POMMADE RÉSOLUTIVE

Feuilles et fleurs fraîches de sauge sclarée pilées, 100 gr. Axonge (graisse de porc non salée), 100 gr. Faites évaporer par ébullition pendant 1 heure ; passez au tamis de crin. — Pansements renouvelés. — Plaies atoniques des jambes. Ulcères de mauvais caractère. Ulcères variqueux.

SCAMMONÉE. Gomme-résine extraite par incisions de la racine du Liseron scammonée (Convolvulus scammonia). Scammonée d'Alep. Plante exotique de l'Orient, de la famille des *Convolvulacées*. La scammonée est : *purgative*, *vermifuge*.

ANISETTE PURGATIVE

Scammonée pulvérisée, 1 gram. Anisette de Bordeaux, 80 gram. Faites dissoudre ; filtrez. — 2 à 3 cuillerées le matin à jeun. — Ascarides lombricoïdes. Congestion cérébrale, des poumons. Constipation opiniâtre. Embarras gastrique. Oxyures.

CAFÉ PURGATIF

Scammonée pulvérisée, 1 gram. Infusion de café, 100 gram. Citrate de soude, 25 gram. Gomme arabique pulvérisée, 8 gram. Triturez la scammonée avec la gomme ; ajoutez l'infusion de café tenant en dissolution le citrate de soude et sucre, 20 gram. — Ce purgatif, d'une saveur agréable, doit être pris chaud le matin à jeun. — Même usage que l'anisette purgative.

LAIT PURGUTIF

Scammonée pulvérisée, 75 centigram. Bicarbonate de soude, 75 centigram. Sucre, 20 gram. Lait chaud, 120 gram. Faites dissoudre. — Ce purgatif se prend chaud le matin à jeun. — Même usage que l'anisette purgative.

SCILLE. (Scilla maritima). Oignon marin. Grande scille. Plante bulbeuse des bords de la Méditerranée et de l'Océan, de la famille des *Liliacées*. Le bulbe ou oignon de la scille maritime s'emploie comme : *diurétique*, *expectorant*, *hydragogue*, *stimulant*.

La scille à haute dose est un poison narcotico-âcre. Le camphre, l'opium et les boissons adoucissantes sont les contre-poisons de l'intoxication par la scille.

A petite dose, fréquemment répétée, la scille a été considérée, à juste titre, par les anciens et les modernes, comme le plus puissant des diurétiques, d'une efficacité constante.

PILULES PECTORALES

Scille pulvérisée, 1 gram. 5 décigram. Gomme ammoniaque, 45 centigram. Mellite de vinaigre scillitique, quantité suffisante. Mêlez ; pour 30 pilules de poids égal — 4 à 8 pilules par jour. — Bronchite chronique. Bronchorrhée. Gastrorrhée.

PILULES DIURÉTIQUES

Scille pulvérisée, 2 gram. 4 décigram. Digitale pulvérisée, 2 gram. 4 décigram. Extrait de ményanthe, 2 gram. 4 décigram. Asa fœtida, 1 gram. 6 décigram. Mêlez ; pour 40 pilules de poids égal. — 2 à 4 pilules par jour. — Affections du cœur. Hydropisie Hydrothorax.

PILULES HYDRAGOGUES

Scille pulvérisée, 2 gram. Digitale pulvérisée, 2 gr. Scammonée pulvérisée, 2 gram. Sirop de gomme, quantité suffisante pour 40 pilules de poids égal. — 3 à 8 pilules par jour. — Hydropisies. Hydrothorax.

TEINTURE DE SCILLE

Squames de scille concassés, 20 gram. Alcool à 60°, 100 gram. Faites macérer pendant 8 jours ; passez ; exprimez ; filtrez. — En frictions réfractées, associée par parties égales à la teinture de digitale. — Affections du cœur. Ascite. Hydropisies. Hydrothorax. Œdèmes.

VIN SCILLITIQUE.

Squames de scille, 30 gram. Vin de Malaga. 1|2 litre. Faites macérer pendant 10 jours ; agitez de temps en temps ; passez ; exprimez ; filtrez. — 2 à 3 cuillerées par jour. — Même usage que les pilules diurétiques et les pilules hydragogues.

SÉNÉ. Feuilles et follicules de la casse à feuilles aiguës. (Cassia acutifolia). Plante exotique de l'Egypte et de la Nubie, de la famille des *Légumineuses-Cœsalpiniées*. Le séné est très employé comme : *purgatif cathartique*.

CAFÉ PURGATIF

Séné, 16 gram. Café torréfié en poudre, 12 gram. Eau très bouillante, 100 gram. Faites infuser à vase clos jusqu'à refroidissement ; passez ; filtrez ; ajoutez : Lait chaud, 120 gram. Sucre, 40 gram. — Purgatif agréable, à prendre chaud en 1 fois le matin à jeun. Ce purgatif trompe aisément les enfants et les sujets qui refusent les médicaments. — Constipation opiniâtre. Embarras gastrique. Engorgement herniaire.

TISANE ROYALE PURGATIVE

Feuilles de séné, 15 gram. Feuilles fraîches de persil, 15 gram. Anis vert, 5 gram. Coriandre, 5 gram. Citron coupé, 1. Eau très bouillante, 1 litre. Faites macérer pendant 24 heures, en agitant de temps en temps ; passez ; exprimez ; filtrez ; ajoutez : Sulfate de soude cristallisé, 20 gram. Faites dissoudre. — A prendre par verres, de 1|2 heure en 1/2 heure. — Même usage que le café purgatif.

LAVEMENT PURGATIF

Séné, 15 à 20 gram. Eau très bouillante, 1|2 litre. Faites infuser à vase clos jusqu'à refroidissement ; passez ; exprimez ; ajoutez : Sulfate de soude cristallisé, 15 à 20 gram. Faites dissoudre. En lavements, dans les cas sus-indiqués.

STAPHISAIGRE. (Delphinium staphisagria). Dauphinelle staphisaigre. Herbe aux poux. Plante indigène de la famille des *Renonculacées-Elléborées*. Les graines de staphisaigre sont : *parasiticides*.

POMMADE DE STAPHISAIGRE

Graines de staphisaigre pulvérisées, 60 gram. Axonge, 100 gram. Ajoutez la poudre à la graisse bouillante et maintenez à une forte chaleur pendant 24 heures. — En frictions, matin et soir, sur les parties infestées. — Gale. Phthiriase.

TEINTURE DE STAPHISAIGRE

Graines de staphisaigre grossièrement pulvérisées, 30 gram. Alcool à 80°, 100 gram. Faites macérer pendant 8 jours ; agitez de temps en temps ; passez ; exprimez ; filtrez. — En frictions, matin et soir, sur le front, dans l'amaurose. — En frictions réfractées. — Eczéma. Névralgies Névralgies trifaciales. — Tic douloureux de la face.

La teinture de staphisaigre, 30 gram., étendue dans 1/2 litre d'eau, s'emploie aussi en lotions renouvelées dans les cas indiqués pour la pommade.

STYRAX. Baume liquide extrait du Liquidambar d'Orient. (Liquidambar orientale). Liquidambar imberbe. Arbre exotique de l'Arabie, de l'Asie Mineure, de la famille des *Balsamifluées*. Le styrax s'emploie comme : *astringent, détersif, diurétique, stimulant*.

SIROP DE STYRAX

Styrax liquide, 30 gram. Eau, 1/2 litre. Faites digérer pendant 12 heures au bain-marie ; passez ; filtrez ; ajoutez : Sucre, 1,000 gram. Faites fondre au bain-marie. — 6 cuillerées par jour. — Asthme pituiteux. Blennorrhagie. Blennorrhée. Bronchite chronique. Bronchorrhée. Cystite chronique. Leucorrhée.

ONGUENT DE STYRAX

Styrax liquide, 20 gram. Huile d'olive, 32 gram. Colophane, 40 gram. Résine élémi, 20 gram. Cire jaune, 20 gram. Faites fondre le styrax d'abord dans l'huile, puis la colophane, la résine élémi et la cire; retirez du feu; passez; remuez pendant le refroidissement. — Pansements renouvelés. — Plaies atoniques. Ulcères gangréneux.

SULFATE DE QUININE. Alcaloïde ou principe actif extrait des quinquinas, très usité comme: *antiseptique, astringent, contro-stimulant, fébrifuge, tonique* et *antipériodique.*

PILULES DE SULFATE DE QUININE

Sulfate de quinine, 1 gram. Conserve de roses, quantité suffisante pour 10 pilules de poids égal. — 2 à 4 pilules par jour. — Asthme nerveux. Chorée. Coliques nerveuses. Coqueluche. Eclampsie. Epilepsie. Fièvres intermittentes, pernicieuses, puerpérales, typhoïdes. Goutte. Hoquet rebelle. Névralgies. Rhumatisme articulaire. Tétanos.

PILULES OPIACÉES

Sulfate de quinine, 1 gram. Extrait d'opium, 1 décigram. Conserve de roses, quantité suffisante pour 10 pilules de poids égal. — 2 à 4 pilules par jour. — Même usage que les précédentes.

POMMADE AU SULFATE DE QUININE

Sulfate de quinine, 4 gram. Dissolvez avec quelques gouttes d'alcool et d'acide sulfurique; incorporez avec: Axonge, 16 gram. — En frictions, 1 à 2 fois par jour, sous les aiselles et sur la face interne des cuisses. — Cette pommade rend de grands services toutes les fois que la quinine n'est tolérée ni pas l'estomac, ni par le rectum.

POMMADE CONTRE LA CHUTE DES CHEVEUX

Beurre de cacao ou moelle de bœuf, 50 gram. Huile de ricin, 20 gram. quinine, 5 décigram. Tannin,

1 gram. Essence de bergamote, 15 gouttes. Faites fondre le beurre ou la moelle au bain-marie ; ajoutez l'huile, la quinine et le tannin. Délayez en mélangeant ; laissez digérer 5 minutes ; retirez du bain-marie ; ajoutez l'essence ; mêlez ; versez dans un petit pot avant le refroidissement de la pommade — En onctions et frictions journalières, sur et près la racine des cheveux. — Chute des cheveux.

SUPPOSITOIRE AU SULFATE DE QUININE

Sulfate de quinine, 1 gram. Beurre de cacao, 12 gr. Faites fondre à une douce chaleur. Mêlez. Pour faire 2 suppositoires de poids égal. — Introduisez dans le rectum 1 suppositoire matin et soir. — Les suppositoires au sulfate de quinine sont d'une grande ressource lorsque la quinine n'est pas tolérée par l'estomac et que les lavements ne sont pas gardés.

SUREAU. (Sambucus nigra). Sureau commun. Sureau noir. Suin. Arbre indigène de la famille des *Caprifoliacées*. Les fleurs et l'écorce moyenne de la tige de sureau sont : *diaphorétiques*, *diurétiques*, *hydragogues*, *purgatives*, *stimulantes*.

INFUSION DE FLEURS DE SUREAU

Fleurs sèches de sureau, 6 à 10 gram. Eau très bouillante, 1 litre. Laissez infuser à vase clos jusqu'à refroidissement ; passez ; exprimez ; ajoutez : Sucre, 50 gram. — 3 à 4 tasses chaudes par jour. — Angines. Bronchite aiguë. Courbature. Erysipèle. Fièvres éruptives : miliaire, rougeole, scarlatine, variole. Lumbago. Pleurodynie. Rhumatisme musculaire. Sciatique. Torticolis (par refroidissements).

Les applications de compresses imbibées d'infusion de sureau tiède sur l'érysipèle, les panaris, sont résolutives et d'une grande efficacité.

L'addition de 16 à 24 gram. d'acétate d'ammoniaque, par litre d'infusion de fleurs de sureau, augmente considérablement sa propriété diaphorétique en provoquant une transpiration abondante.

MACÉRATION DE SUREAU

Seconde écorce fraîche des branches de sureau de 1 ou 2 ans, 50 gram. Eau froide, 1/2 litre. Faites macérer pendant 2 jours ; passez ; exprimez ; ajoutez : Lait cru, 1|2 litre. Sucre, 50 gram. — 2 ou 3 tasses à jeun dans la matinée. — Epilepsie. Hydropisies. Rhumatisme chronique. Syphilis.

TAMARINIER. (Tamarindus indica). Tamarinier de l'Inde. Arbre exotique de l'Amérique, de la famille des *Légumineuses-Cœsalpiniées*. La pulpe des fruits du tamarinier, désignée sous le nom de Tamarin, est : *antiphlogistique, laxative, tempérante.*

INFUSION DE TAMARIN

Pulpe de tamarin, 60 gram. Eau très bouillante, 1 litre. Faites infuser à vase clos jusqu'à refroidissement ; passez ; exprimez ; ajoutez : Sucre, 30 gram. — 3 à 4 tasses par jour. — Constipation. Embarras gastrique. Entérite. Fièvres bilieuses, inflammatoires, typhoïdes. Métrite. Néphrite. Péritonite.

PETIT-LAIT TAMARINÉ

Pulpe de tamarin, 60 gram. Petit-lait bouillant, 1 litre. Délayez ; laissez infuser jusqu'à refroidissement ; filtrez. — 2 à 4 tasses par jour. — Même usage que l'infusion.

TANNIN. Le tannin, ou acide tannique, est un produit végétal qui existe dans tous les végétaux astringents et qu'on retire ordinairement de la noix de galle, de l'écorce de chêne, etc. C'est un *astringent*, un *hémostatique*, un *tonique* des plus puissants que possède la matière médicale.

POTION AU TANNIN

Tannin, 3 gram. Eau gommeuse, 340 gram. Sirop simple, 60 gram. Mêlez. — 3 à 4 cuillerées par jour. — Asthénie. Bronchite chronique. Chlorose. Diarrhée chronique. Dyspepsie atonique. Fièvres intermittentes, Gastralgie. Hémoptysies. Hémorrhagies. Mélæna. Ménorrhagie. Métrorrhagies.

GARGARISME AU TANNIN

Tannin, 4 à 6 gram. Eau de roses, 200 gram. Miel rosat, 60 gram. Délayez. — Gargarismes réfractés. — Angines chroniques. Hémorrhagies buccales. Œdème de la glotte. Pharyngite granuleuse. Ramollissement des gencives.

GLYCÉRÉ DE TANNIN

Tannin pulvérisé, 6 gram. Glycéré d'amidon, 30 gr. Mêlez. — Pansements renouvelés. — Cancers ulcérés. Gerçures. Ulcères atoniques. — Introduction dans le rectum de tampons d'ouate imbibés. — Chute du rectum. Fissures à l'anus. Flux hémorroïdal immodéré. Hémorroïdes ulcérées. — Introduction dans le vagin de tampons d'ouate imbibés. — Chute du vagin. Vaginite. — Introduction dans l'oreille de tampons d'ouate imbibés. — Otorrhée.

INJECTION ASTRINGENTE

Tannin, 5 gram. Eau de roses, 400 gram. Vin rouge, 80 gram. Teinture de baume de tolu, 4 gram. Laudanum de Sydenham, 4 gram. Mêlez. — En injections réitérées. — Blennorrhagie. Blennorrhée. Leucorrhée. Relâchement et ulcérations du vagin.

LAVEMENT ASTRINGENT

Tannin, 2 à 4 gram. Eau tiède, 250 gram. Laudanum de Sydenham, 1 gram. Faites dissoudre ; mêlez. — En lavements. — Diarrhée atonique. Dyssenterie. Fissures à l'anus. Hémorrhagies anales ou intestinales, hémorroïdales. Incontinence d'urine. Relâchement du rectum.

POMMADE CONTRE LA CHUTE DES CHEVEUX

Beurre de cacao, 60 gram. Huile de ricin. 24 gram. Tannin, 4 gram. Essence de vanille, 1 goutte. Faites fondre le beurre avec l'huile au bain-marie ; ajoutez le tannin ; mêlez ; retirez du bain-marie ; ajoutez l'essence et versez dans un petit pot avant le refroidissement de la pommade. — Onctions et frictions journalières près et sur la racine des cheveux. — Chute des cheveux.

Le tannin est le contre-poison des alcaloïdes végétaux et des sels métalliques.

THAPSIE TURBITH. (Thapsia garganica). Thapsia du Gargano. Plante exotique de la famille des *Ombellifères-Thapsiées.* La résine de thapsie turbith sert à préparer un sparadrap *révulsif*, en l'adjoignant aux substances qui entrent ordinairement dans la confection des emplâtres.

L'emplâtre de thapsia de dimensions variables, selon les cas, s'applique sur la poitrine dans la bronchite chronique, les névralgies intercostales, la pleurodynie, les points de côté ; sur d'autres parties du corps dans les douleurs rhumatismales, le lumbago, la sciatique rhumatismale, la toux opiniâtre.

L'emplâtre de thapsia doit rester appliqué jusqu'à ce que l'effet produit paraisse suffisant, malgré l'éruption douloureuse et eczémateuse qu'il produit ordinairement.

THÉ DE CHINE. (Thea chinensis). Thé de

Chinois. Thé des Japonais. Arbre exotique de l'extrême Orient, de l'Asie, de la famille des *Théacées*. Le thé de Chine est très usité comme : *diaphorétique*, *diurétique*, *reconstituant*, *stimulant*, *stomachique*, *tonique*.

INFUSION DE THÉ

Thé Hyswen, 5 à 10 gram. Eau très bouillante, 1/2 litre ; versez l'eau bouillante sur le thé ; laissez infuser à vase clos pendant 15 à 20 minutes ; passez ; filtrez ; ajoutez : Sucre, 50 gram. — 1 à 3 tasses par jour. — Anémie. Anorexie. Choléra. Cholérine. Chlorose. Dyspepsie. Goutte. Gravelle. Indigestion. Vomissements.

L'infusion de thé, mêlée avec du lait, constitue un déjeuner léger et utile pour les sujets à constitution lymphatique.

PUNCH STIMULANT

Thé Hyswen, 10 gram. Eau très bouillante, 250 gr. Versez l'eau bouillante sur le thé. Laissez infuser à vase clos pendant 10 à 15 minutes ; passez ; ajoutez : Cognac ou rhum, 150 gram. Sirop simple, 150 gram. Suc exprimé d'un citron. Mêlez. — 1 tasse tous les quarts d'heure jusqu'à réaction satisfaisante ; on l'administre chaud. — Choléra. Fièvres pernicieuses, période algide.

L'infusion de thé concentré est un des contre-poisons de la digitale, de l'opium et des solanées vireuses.

TILLEUL. (Tilia europœa). Tilleul commun. Thé d'Europe. Arbre indigène de la famille des *Liliacées*. Les fleurs de tilleul sont : *antispasmodiques*, *diaphorétiques*, *sédatives*, *stimulantes*.

INFUSION DE TILLEUL

Tilleul, 10 gram. Eau très bouillante, 1 litre. Laissez infuser à vase clos jusqu'à refroidissement; passez; exprimez; ajoutez : Sucre, 60 gram. — 2 à 3 tasses par jour. — Affections nerveuses. Angine de poitrine. Coliques spasmodiques. Convulsions. Courbature. Diarrhée. Dyspepsie. Gastralgie. Hypocondrie. Hystérie. Indigestion. Leucorrhée. Migraine. Mélancolie. Névroses. Spasmes. Vomissements spasmodiques.

L'infusion de fleurs de tilleul et de feuilles d'oranger, 8 gram. de chaque pour 1 litre d'eau bouillante, est aussi très usitée dans les mêmes cas.

BAIN DE TILLEUL

Tilleul, 1,000 gram. Eau très bouillante, 10 litres. Faites infuser pendant 1 heure; passez; exprimez; ajoutez à l'eau du bain. — Bains prolongés pendant plusieurs heures, d'abord deux, puis trois et même plus. — Affections nerveuses. Convulsions. Hystérie. Spasmes.

TORMENTILLE. (Tormentilla erecta). Tormentille droite. Tormentille potentille. Plante indigène de la famille des *Rosacées-Dryadées*. La racine de tormentille est : *astringente*, *tonique*.

DÉCOCTION DE TORMENTILLE

Racine de tormentille concassée, 20 à 30 gram. Eau, 1 litre. 10 à 15 minutes d'ébullition; passez; exprimez; ajoutez : Sucre, 50 gram. — 1 à 3 tasses par jour. — Blennorrhagie. Blennorrhée. Diarrhée. Dyssenteries non inflammatoires. Hématurie. Hémoptisie. Hémorragies passives. Incontinence d'urine. Leucorrhée.

La décoction de racine de tormentille, 60 gram. pour 1 litre d'eau, s'emploie en gargarismes réfractés. — Ramollissement des gencives. Ulcérations de la bouche et de la gorge. — En injections réitérées. —

Blennorrhagie. Blennorrhée. Leucorrhée. — En lotions et applications de compresses imbibées renouvelées. — Abcès. Contusions. Entorses. Furoncles. Panaris. Phlegmons. Ulcères atoniques, blafards.

VALÉRIANE. (Valeriana officinalis). Valériane officinale. Valériane sauvage. Herbe aux chats. Plante indigène de la famille des *Valérianées*. La racine de la valériane sauvage est très usitée comme : *antispasmodique, fébrifuge, sédatif, vermifuge.*

INFUSION DE VALÉRIANE

Racine de valériane incisée, 10 à 20 gram. Eau bouillante, 1 litre. Faites infuser à vase clos pendant 2 heures ; passez ; exprimez ; ajoutez : Miel blanc ou sucre, 60 à 100 gr. — 1 à 3 tasses par jour. — Amaurose. Aphonie. Ascarides lombricoïdes. Asthme nerveux. Céphalalgie. Chorée. Coliques nerveuses, utérines. Convulsions épileptiformes. Crampes d'estomac. Eclampsie. Fièvres intermittentes, nerveuses. Flatuosités. Gastralgie. Hoquet opiniâtre. Hypocondrie. Hystérie. Migraine. Névralgies. Névroses. Oxyures. Palpitations nerveuses. Paralysies circonscrites. Spasmes. Tremblement des membres. Tympanite. Typhus. Vomissements spasmodiques.

PILULES DE VALÉRIANE

Extrait de valériane, 3 gram. Sucre pulvérisé et mucilage gommeux, quantité suffisante pour 30 pilules de poids égal. — 1 à 2 pilules 3 fois par jour, le matin, à midi et le soir. — Même usage que l'infusion.

LAVEMENT DE VALÉRIANE

Racine de valériane incisée, 20 gram. Eau très bouillante, 1|2 litre. Faites infuser pendant 1 heure ; passez ; exprimez ; ajoutez : Laudanum de Syndenham, 1 gram. — 1 lavement matin et soir. — Ascarides lombricoïdes. Coliques nerveuses, utérines. Dysménorrhée. Eclampsie. Hystérie. Névralgies utérines. Oxyures. Tympanite.

VERMICULAIRE. (Sedum acre). Petite joubarbe. Sedon âcre. Poivre des murailles. Plante indigène de la famille des *Crassulacées*, genre *Orpin*. La vermiculaire ou petite joubarbe s'emploie comme: *antiseptique, détersif, résolutif*.

CATAPLASME DÉTERSIF RÉSOLUTIF

Petite joubarbe pilée dans un mortier avec un peu d'huile d'olive ou du beurre, réduite en pâte pour en former des cataplasmes. — 1 cataplasme matin et soir pendant, 15, 20 ou 30 jours. — Cancers des lèvres, du nez, de la peau, du sein. Cancroïdes des lèvres, du nez, du visage. Chancres rongeants des lèvres, du nez. Teigne. Tumeurs blanches, du sein. Ulcères cancéreux, fistuleux, gangréneux, rebelles.

GARGARISME DÉTERSIF RÉSOLUTIF

Petite joubarbe, une poignée. Lait, 1|2 litre. Faites bouillir 5 minutes ; passez ; exprimez ; ajoutez : Alun, 2 gram. Miel rosat, 30 gram. Mêlez. — En gargarismes réfractés. — Ramollissement des gencives. Ulcères rebelles de la bouche, gangréneux, scorbutiques.

VERVEINE ODORANTE. (Verbena triphylla). Aloyse citronnée ou citronnelle. Plante indigène de la famille des *Verbénacées*. Les feuilles de la verveine odorante sont : *antispasmodiques, sédatives, stomachiques, toniques*.

INFUSION DE VERVEINE ODORANTE

Feuilles et sommités de verveine odorante, 10 à 20 gram. Eau très bouillante, 1 litre. Faites infuser à vase clos jusqu'à refroidissement ; passez ; exprimez ;

ajoutez : Sucre, 60 gram. — 2 à 3 tasses par jour. — Anorexie. Céphalalgie. Coliques nerveuses. Crampes d'estomac. Dyspepsie. Flatuosités. Gastralgie. Hypocondrie. Hystérie. Indigestion. Leucorrhée. Mélancolie. Migraine. Névralgies. Névroses. Spasmes. Vomissements spasmodiques.

Cette infusion est très agréable; sucrée et blanchie avec du lait, elle peut remplacer le thé. Elle stimule légèrement l'estomac et favorise les fonctions de la peau.

VIOLETTE ODORANTE. (Viola odorata). Violier commun. Violette de mars. Plante indigène de la famille des *Violariées*. Les fleurs de violette sont : *béchiques*, *diaphorétiques*, *émollientes*, *expectorantes*; les semences sont : *laxatives*; la racine est : *vomitive*.

INFUSION DE FLEURS DE VIOLETTE

Fleurs de violette, 10 à 15 gram. Eau très bouillante, 1 litre. Faites infuser à vase clos jusqu'à refroidissement; passez; exprimez; ajoutez : Sucre, 50 gr. — 2 à 3 tasses par jour. — Angines. Bronchite aiguë. Coliques. Coqueluche. Cystite. Entérite. Fièvres éruptives : miliaire, rougeole, scarlatine, variole. Gastrite. Métrite. Néphrite. Refroidissements. Toux opiniâtre.

Les semences de violette, 12 à 20 gram. pilées avec miel blanc, 50 à 60 gram., sont diurétiques et laxatives. — La dose indiquée, prise en 2 fois, à 1|2 heure d'intervalle. — Calculs rénaux. Constipation. Dysurie. Gravelle. Rétention d'urine. Strangurie.

La racine de violette, 12 gram. en décoction dans 300 gram. d'eau réduits par ébullition à 100 gram., filtrée et édulcorée avec sucre, 20 gram., est éméto-cathartique. Elle convient, prise en une seule dose, dans l'asthme humide, la bronchite chronique, la coqueluche, la dyssenterie épidémique, les fièvres bilieuses et muqueuses.

Cette racine est un précieux succédané de l'ipécacuanha.

DOSES DES REMÈDES

SELON L'AGE

Les doses des remèdes que nous avons indiquées dans cet ouvrage sont en général, celles qui conviennent à un adulte.

Pour un adulte, dose entière prise l'unité, 1.
Au-dessus d'un an. . . . . 1/12 de dose.
A deux ans. . . . . 1/8 de dose.
A trois ans. . . . . 1/6 de dose.
A quatre ans. . . . . 1/4 de dose.
A sept ans. . . . . 1/3 de dose.
A quatorze ans . . . . 1/2 dose.
A dix-sept ans. . . . . 2/3 de dose.
De vingt à soixante ans . . . . Dose entière.
Au-dessus de cet âge on suivra la gradation inverse.

POIDS ET MESURES

Les poids et mesures employés en France, conformément à la loi, sont comme unité de capacité, le litre, vase cubique ayant 10 centimètres de côté, contenant 1,000 grammes d'eau distillée à son maximum de densité, + 4° centigrade, et comme unité de poids le gramme, c'est-à-dire la millième partie du litre.

MESURES DE CAPACITÉ

	Equivaut à
1 litre.	1,000 grammes.
1/2 litre.	500 grammes.

	Equivaut à
1/4 de litre	250 grammes.
1 verre ou tasse de tisane	200 grammes.
1 petit verre de liqueur ou d'élixir.	30 à 40 gr.
1 cuillerée ordinaire de sirop. . .	20 à 25 gr.
1 cuillerée ordinaire d'eau. . . .	16 grammes.
1 cuillerée à café de sirop. . . .	5 à 6 gram.
1 cuillerée à café d'eau	4 grammes.
1 goutte.	5 centigram.

Le litre se divise en 10 décilitres, le décilitre en 10 centilitres et le centilitre en 10 millilitres.

RAPPORT EXACT DES POIDS DÉCIMAUX

A LA LIVRE ET A SES DIVISIONS

	Equivaut à
2 livres.	1,000 grammes.
1 livre	500 grammes.
1/2 livre.	250 grammes.
1/4 de livre.	125 grammes.
1 poignée de farine de lin. . .	100 grammes.
1 poignée de semences d'orge .	80 grammes.
1 poignée de semences de lin .	50 grammes.
1 poignée de feuilles sèches de mauve.	40 grammes.
1 poignée de feuilles sèches de chicorée.	30 grammes.
1 pincée de fleurs ou de feuilles sèches	1 ou 2 gram.

Le gramme se divise en 10 décigrammes, le décigramme en 10 centigrammes et le centigramme en 10 milligrammes.

CLASSIFICATION DES PLANTES

D'après leurs Propriétés Médicinales.

La classification des propriétés des plantes médicinales étant purement mnémonique, il est indispensable, avant d'employer une de ces plantes, de lire avec soin les paragraphes qui expliquent ses préparations et ses usages.

Absorbants. Les absorbants sont des substances employées en topiques pour absorber les liquides ou les exsudations de la peau et le pus des plaies ou des ulcères, en modérant ou arrêtant sa sécrétion. *Voyez:* Amidon. Lycopode. Pomme de terre. Quinquinas. Riz. Tannin.

Agglutinatifs. Les agglutinatifs sont des remèdes employés pour rapprocher les bords d'une plaie afin d'en favoriser la cicatrisation, pour maintenir en place les pansements et les appareils nécessaires à la guérison d'une maladie. — Alcool camphré. Arnica. Baume du Commandeur. Diachylon. Elémi. Galbanum. Matico. Tannin.

Anaphrodisiaques. Les anaphrodisiaques sont des médicaments qui calment l'excitation des organes de la reproduction. — Camphre. Ciguë. Digitale. Digitaline. Houblon. Laurier-cerise. Lupulin. Valériane.

Antilaiteux. Médicaments qui ont la propriété de faire cesser la sécrétion du lait. — Aloès. Ergot de seigle. Manne. Menthe. Millepertuis. Noyer. Persil. Ricin. Scammonée. Séné. Sureau. Tamarin.

Antiphlogistiques. Médicaments propres à combattre les inflammations aiguës. — Amidon. Chiendent. Copahu. Digitale. Digitaline. Guimauve. Lin. Morelle noire. Onguent populéum. Orge. Pomme de terre. Riz. Rosier. Scille. Tamarin.

Antiseptiques. Médicaments propres à combattre et à prévenir la putréfaction interne et externe de l'économie. — Absinthe. Alcool camphré. Arnica. Camomille. Camphre. Charbon végétal. Citronnier. Cochléaria. Créosote. Cresson de fontaine. Gentiane. Goudron. Guaco. Lavande. Noyer. Pomme de terre. Quinquinas. Raifort. Sulfate de quinine. Tannin. Vermiculaire.

Antispasmodiques. Médicaments doués de la propriété de calmer les troubles du système nerveux ou musculaire. — Aconit. Alcool camphré. Aristoloche serpentaire. Armoise. Asa fœtida. Baume de tolu. Belladone. Camomille. Camphre. Cannelle. Chanvre. Ciguë. Codéine. Datura stramoine Digitale. Digitaline. Eau sédative. Elixir parégorique. Elixir de santé. Eucalypte globuleux. Galbanum. Gomme ammoniaque Jusquiame. Laudanum de Sydenham. Laurier-cerise. Lavande. Lobélie enflée. Lupulin. Mélisse. Menthe. Millepertuis. Mousse de Corse. Oranger. Pavot. Phellandrie. Sauge sclarée. Tilleul. Valériane. Verveine odorante.

Aphrodisiaques. Substances employées pour exciter et ranimer les organes de la reproduction. — Benjoin. Café. Cannelle. Cascarille. Chanvre. Colombo. Cubèbe. Ginseng. Girofle. Sauge sclarée. Thé de Chine. Vanille

Astringents. Médicaments qui ont la propriété de remédier au relâchement des tissus et d'arrêter les évacuations débilitantes. — Benjoin. Cachou. Café. Cannelle. Cascarille. Chêne. Citronnier. Cubèbe. Elixir parégorique. Elixir de santé Essence de camomille. Fraisier. Gomme arabique. Goudron. Guaco. Guarana. Houblon. Kino. Monésia. Noyer. Ortie blanche. Ortie piquante. Qinquinas. Ratanhia Rosier. Styrax. Sulfate de quinine. Tannin. Tormentille.

Béchiques. Voyez : *Expectorants.*

Calmants. Voyez : *Sédatifs.*

Carminatifs. Médicaments doués de la vertu d'expulser les gaz de l'estomac et des intestins — Anis étoilé. Anis vert. Asa fœtida. Camomille. Cannelle. Cardamome. Centaurée (petite). Charbon végétal. Galbanum. Gentiane. Mélisse. Menthe. Piment. Sauge sclarée. Thé de Chine.

Contre-Poisons. Substances qui, ingérées dans les voies digestives, neutralisent et éliminent les poisons. — Amidon. Café. Chêne. Citronnier. Essence de térébenthine. Gluten. Guimauve. Huile d'amandes douces Huile d'olive. Huile de ricin. Ipécacuanha. Laudanum de Sydenham. Lin. Tannin. Thé de Chine. Violette. Vomitifs en particulier.

Contro-Stimulants. Médicaments doués de la propriété de diminuer l'action de la contractilité capillaire locale ou générale. — Aconit. Arnica. Citronnier. Colchique. Digitale. Digitaline. Eau sédative. Ipécacuanha. Polygala. Scille. Sulfate de quinine.

Dépuratifs. Médicaments employés pour purifier le sang et les humeurs des principes nuisibles qui s'y trouvent mélangés et de les éliminer du corps par la transpiration et les urines. — Chicorée. Cochléaria. Douce-amère. Fumeterre. Ményanthe. Pensée sauvage. Raifort. Salsepareille. Saponaire.

Désinfectants. Substances employées pour neutraliser les mauvaises odeurs produites par les matières organiques en décomposition. — Camphre. Charbon végétal. Créosote. Eucalypte globuleux. Genièvre. Goudron. Lavande. Quinquinas.

Détersifs. Médicaments appliqués sur les plaies et les ulcères pour les modifier, les nettoyer, les aviver et les conduire rapidement à la cicatrisation. — Baume d'Arcæus. Goudron. Noyer. Onguent basilicum. Onguent de la mère Sauge sclarée. Styrax. Vermiculaire.

Diaphorétiques. Médicaments qui excitent ou favorisent la transpiration. — Aristoloche serpentaire. Aunée. Benjoin. Bourrache. Café. Camomille. Cannelle. Capillaire. Chardon bénit. Chicorée. Ciguë Citronnier. Colchique. Coquelicot. Cresson de fontaine Daphné mézéréum Douce-amère. Fumeterre Gayac. Genévrier. Houblon. Hydrocotyle. Hyssope. Jaborandi. Lobélie enflée. Mélisse Menthe. Mousse de Corse. Mudar. Oranger. Pensée sauvage. Persil. Polygala. Raifort. Salsepareille. Saponaire. Sauge sclarée. Sureau. Thé de Chine. Tilleul. Violette.

Diurétiques Médicaments doués de la propriété d'augmenter et de favoriser la sécrétion de l'urine. — Aconit. Anis vert. Asperge. Bourrache. Caïnça. Cerisier. Chiendent. Ciguë. Colchique. Cresson de fontaine. Digitale. Digitaline. Douce-amère. Fraisier. Gayac Genêt à balai. Genévrier. Houblon. Jujubier Lin. Millepertuis. Mousse de Corse. Orge. Persil. Phellandrie. Polygala. Raifort. Salsepareille. Sapin. Scille. Styrax. Sureau. Thé de Chine.

Eméto-Cathartiques. Médicaments qui font vomir et purgent en même temps. — Ipécacuanha. Polygala. Raifort. Scille. Sureau. Violette.

Emménagogues Médicaments qui ont la propriété de faire apparaître les règles tardives ou supprimées. — Absinthe. Aloès. Armoise Asa fœtida. Aunée. Cannelle. Digitale. Digitaline. Ergot de seigle. Galbanum. Gayac. Hyssope. Ményanthe. Millepertuis. Persil. Quinquina gris. Quinquina jaune.

Emollients. Médicaments doués de la propriété de relâcher, de ramollir, de détendre les parties enflammées. — Amandier. Amidon. Bouillon blanc Bourrache. Cacao. Dattes. Guimauve. Lichen d'Islande. Lin. Mauve. Orge. Pavot. Pomme de terre Riz. Violette.

Expectorants. Médicaments employés pour favoriser l'expulsion des mucosités et des matières contenues dans les bronches, le larynx et les poumons — Amandier. Anis étoilé. Anis vert. Asa fœtida. Baume de tolu. Benjoin. Bouillon blanc. Bourrache. Capillaire. Chardon bénit. Coquelicot. Cresson de fontaine. Dattes. Erysimum. Eucalypte globuleux. Galbanum. Gomme ammoniaque. Gomme arabique. Goudron. Guimauve. Hyssope Ipécacuanha. Jujubier. Lichen d'Islande. Lierre terrestre. Lobélie enflée. Manne. Mauve. Phellandrie. Pin. Polygala. Pomme de terre. Raifort. Sapin. Scille. Violette.

Fébrifuges. Médicaments doués de la propriété de faire cesser les fièvres et d'empêcher le retour des accès. — Absinthe. Aristoloche serpentaire. Arnica. Camomille. Cascarille. Centaurée (petite). Chardon bénit. Chêne. Citronnier. Coca. Colombo. Digitale. Digitaline. Eucalypte globuleux. Gentiane. Lichen d'Islande. Ményanthe.

Persil. Quassier amer. Quinquina jaune. Quinquina rouge. Sulfate de quinine. Valériane.

Fondants. Médicaments qui ont la vertu de résoudre les engorgements aigus ou chroniques. — Aconit. Chicorée. Ciguë. Daphné mézéréum. Fucus amylaceus. Fucus vesiculosus. Gentiane. Gomme ammoniaque. Houblon. Hyssope. Mousse de Corse. Onguent basilicum. Pomme de terre. Vermiculaire.

Galactophores. Médicaments qui favorisent l'augmentation de la sécrétion du lait chez les nourrices. — Anis vert. Centaurée (petite). Colombo. Gentiane. Houblon. Malt. Polygala. Pomme de terre. Quassier amer. Quinquina gris.

Hémostatiques. Médicaments ou substances que l'on emploie pour arrêter les écoulements ou les pertes de sang. — Arnica. Benjoin. Cachou. Cascarille. Chêne. Citronnier. Créosote. Digitale. Digitaline. Ergot. de seigle. Fraisier. Gomme arabique. Kino. Matico. Millepertuis. Monésia. Ortie blanche. Ortie piquante. Ratanhia. Sapin. Tannin. Tormentille.

Hydragogues. Médicaments employés pour éliminer les sérosités qui forment les épanchements et les infiltrations dans les hydropisies et les œdèmes. — Caïnça. Colchique. Elatérium. Elatérine. Genêt à balai Scille. Sureau.

Laxatifs. Médicaments qui relâchent le ventre sans exercer l'action irritante des purgatifs cathartiques et drastiques. — Casse. Chicorée. Epinards. Huile d'amandes douces. Lin. Manne. Miel blanc. Petit-lait. Pruneaux. Raisin. Rhubarbe. Sureau. Tamarin. Violette.

Parasiticides. Substances qui détruisent les animalcules et les végétaux parasites visibles ou invisibles, qui vivent et se dévoloppent aux dépens d'un être vivant. — Camphre. Genévrier oxycèdre. Goudron. Lavande. Pyrèthre. Quassier amer. Staphisaigre.

Purgatifs cathartiques. L'action des purgatifs cathartiques est de moyenne intensité, tenant le milieu entre les laxatifs dont l'action évacuante est très-faible et les purgatifs drastiques qui sont plus énergiques. — Genêt à balai. Ipécacuanha. Polygala. Raifort. Rhubarbe. Ricin. Séné. Sureau.

Purgatifs drastiques. Médicaments qui purgent énergiquement et dont on ne doit faire usage que dans les cas indiqués dans le cours de cet ouvrage. — Aloès. Colchique. Croton tiglium. Elaterium. Elatérine. Eau-de-vie allemande. Jalap. Scammonée. Sureau.

Reconstituants. Substances qui rétablissent les forces de la vie organique. — Cacao. Café. Camomille. Coca. Colombo. Gentiane. Ginseng. Houblon. Malt. Quassier amer. Quinquina gris. Quinquina jaune. Sapin. Saponaire. Thé de Chine.

Résolutifs. Médicaments qui déterminent la guérison par le retour de la partie malade à son état normal. — Arnica. Baume opodeldoch. Camphre. Cochléaria. Cubèbe. Diachylon. Eau sédative. Fucus amylaceus. Fucus vesiculosus. Genévrier oxycèdre. Gomme ammoniaque. Guaco Hydrocotyle. Onguent basilicum. Onguent de la mère. Persil. Piment. Purgatifs drastiques. Raifort. Sauge sclarée. Vermiculaire.

Révulsifs. Médicaments qui détournent le principe d'une maladie, une humeur, vers une partie plus ou moins éloignée de son siège. — Aloès. Croton tiglium. Daphné mézéréum. Eau sédative. Moutarde. Ortie piquante. Piment. Purgatifs. Pyrèthre. Thapsie turbith. Vermiculaire

Sédatifs. Médicaments employés pour apaiser, calmer l'excitation d'un tissu ou d'un organe. — Aconit. Amandier. Amidon. Asa fœtida. Asperge. Baume du Commandeur. Baume opodeldoch Baume tranquille. Belladone. Cacao. Camphre. Chanvre. Ciguë. Codéine Copahu. Coquelicot. Datura stramoine. Diachylon. Digitale. Digitaline. Eau sédative. Elixir parégorique. Galbanum. Genévrier oxycèdre. Gomme arabique. Jusquiame. Laudanum de Sydenham. Laurier-cerise Lichen d'Islande. Lobélie enflée. Lupulin. Mélisse. Morelle noire. Onguent populéum. Pavot. Phellandrie. Piment Pin. Pomme de terre. Pyrèthre. Riz. Tilleul. Valériane. Verveine odorante.

Sialagogues. Substances que l'on mâche pour activer et augmenter la sécrétion de la muqueuse buccale et des glandes salivaires. — Camomille. Cardamome. Coca. Daphné mézéréum. Jaborandi. Piment. Pyrèthre. Raifort. Tabac.

Sternutatoires. Substances pulvérisées qu'on introduit dans les narines pour provoquer l'éternument et l'écoulement nasal. — Arnica. Benjoin. Camphre. Ipécacuanha. Jalap. Lavande. Pyrèthre. Tabac.

Stimulants. Médicaments doués de la propriété d'exciter l'action organique des divers systèmes de l'économie. — Absinthe. Aloès. Anis étoilé. Anis vert. Aristoloche serpentaire. Armoise. Arnica. Asa fœtida. Aunée. Baume d'Arcæus. Baume de Fioraventi. Baume de tolu Benjoin. Café. Camomille. Camphre. Cannelle. Capillaire. Cardamome. Cerisier. Charbon végétal. Citronnier. Coca. Colombo Copahu. Créosote. Cresson de fontaine. Cubèbe. Daphné mézéréum. Elémi. Elixir de santé. Ergot de seigle. Erysimum. Eucalypte globuleux Fumeterre. Galbanum Gayac. Genévrier. Ginseng. Gomme ammoniaque. Goudron. Guaco. Hydrocotyle. Hyssope. Ipécacuanha Lavande. Lierre terrestre. Matico. Mélisse. Menthe. Millepertuis. Moutarde. Mudar Onguent basilicum Onguent de la mère. Oranger Persil. Phellandrie. Piment. Pin. Polygala. Pyrèthre. Quinquina gris. Quinquina jaune. Raifort. Salsepareille. Sapin. Sauge sclarée. Scille. Styrax. Sureau. Thé de Chine. Tilleul. Valériane. Vanille. Violette.

Stomachiques Médicaments fortifiants favorables aux fonctions de l'estomac — Absinthe. Aloès. Anis étoilé. Anis vert. Aunée. Café. Camomille. Cannelle. Cardamome. Centaurée (petite). Charbon végétal. Chicorée. Coca. Colombo. Dattes. Genévrier. Gentiane. Ginseng. Houblon. Hyssope. Lichen d'Islande. Lierre terrestre. Malt. Mélisse. Menthe. Ményanthe. Oranger. Quassier amer. Quinquina gris.

Quinquina jaune. Rhubarbe. Saponaire. Sauge sclarée. Thé de Chine. Verveine odorante.

Sudorifiques. Voyez : *Diaphorétiques.*

Suppositoires. Cônes formés de beurre de cacao et de substances médicamenteuses, destinés à être introduits et laissés à demeure dans le fondement. — Aloès. Belladone. Ergot de seigle. Ratanhia. Sulfate de quinine. Tannin. Tormentille.

Tænifuges. Remèdes employés pour expulser de l'économie le tænia ou ver solitaire. — Courge. Cousso. Fougère mâle. Grenadier. Kamala. Mussenna. Panna. Saoria.

Tempérants. Médicaments employés pour amoindrir la fièvre, l'inflammation et modérer l'activité de la circulation. — Chiendent. Citronnier. Fraisier. Gomme arabique. Guimauve. Jujubier. Lin. Mauve. Orge. Oranger. Tamarin.

Toniques. Médicaments doués de la propriété d'exciter la contractilité capillaire, de raffermir les tissus en activant la nutrition moléculaire et de donner du ton aux divers systèmes de l'économie. — Absinthe. Aloès. Aristoloche serpentaire. Armoise. Aunée. Baume de Fioraventi. Benjoin. Cachou. Café. Camomille. Cannelle. Cardamome. Cascarille. Centaurée (petite). Chardon bénit. Chêne. Chicorée. Citronnier. Coca. Colombo. Douce-amère. Elixir parégorique. Elixir de santé. Erysimum. Eucalypte globuleux. Fumeterre. Galbanum. Genévrier. Gentiane. Ginseng. Guaco. Guarana. Houblon. Hyssope. Ipécacuanha. Kino. Lavande. Lichen d'Islande. Lierre terrestre. Malt. Mélisse. Menthe. Ményanthe. Monésia. Noyer. Oranger. Ortie blanche. Pensée sauvage. Pin. Polygala. Quassier amer. Quinquinas. Rhubarbe. Rosier. Sapin. Saponaire. Sauge sclarée. Sulfate de quinine. Tannin. Thé de Chine. Tormentille. Verveine odorante.

Vermifuges. Remèdes doués de la propriété d'expulser les vers intestinaux. — Absinthe. Aloès. Asa fœtida. Aunée. Camomille. Cascarille. Centaurée (petite). Citronnier. Gentiane. Houblon. Hyssope. Jalap. Menthe. Millepertuis. Mousse de Corse. Noyer. Oranger. Quassier amer. Rhubarbe. Ricin. Santonine. Scammonée. Valériane.

Vomitifs. Substances employées dans le but de provoquer le vomissement. — Camomille. Colchique. Genêt à balai. Ipécacuanha. Polygala. Raifort. Scille. Violette.

Vulnéraires. Remèdes employés pour guérir les blessures, les chutes, les contusions, les plaies et ranimer la circulation. — Alcool camphré. Arnica. Baume du Commandeur. Camomille. Eau sédative. Eucalypte globuleux. Hyssope. Lavande. Matico. Mélisse. Millepertuis. Sauge sclarée.

TABLE DES MALADIES

ET

Des Plantes qui leur sont applicables.

Abcès. (Amas de pus dans une cavité des tissus). *Voyez* : Amidon. Bouillon blanc. Lin. Morelle. Onguent basilicum. Onguent de la mère. Orge. Persil. Pomme de terre. Riz. Tormentille.

Abcès des gencives. (Fluxion des gencives). — Amidon. Guimauve. Lin. Noyer. Pavot. Pomme de terre. Riz.

Abcès laiteux. *Voyez* : Abcès. Galactorrhée.

Accouchement laborieux. (Inertie de l'utérus). — Belladone. Cannelle. Ergot de seigle. Lobélie enflée. Millepertuis.

Acné. (Petites pustules rouges sur le visage). — Alcool camphré. Amidon. Chiendent. Citronnier. Eau-de-vie allemande. Fumeterre. Genévrier oxycèdre. Laurier-cerise. Lavande. Morelle. Orge. Pomme de terre. Salsepareille. Saponaire. Sauge sclarée. Séné. Tamarin. Tannin.

Adénites. (Inflammation des glandes). — Aconit. Belladone. Chicorée. Ciguë. Cochléaria. Daphné mézéréum. Eau-de-vie allemande. Elémi. Fucus vésiculosus. Fumeterre. Genêt à balai. Gentiane. Gomme ammoniaque. Houblon. Hyssope. Lin. Mousse de Corse. Onguent basilicum. Onguent de la mère. Pomme de terre. Saponaire. Vermiculaire.

Affections du cœur. *Voyez* : Anévrysme. Angine de poitrine. Hydropéricarde. Palpitations du cœur.

Affections nerveuses. *Voyez* : Hypocondrie. Hystérie. Névralgies. Névroses. Spasmes.

Affections de la peau. *Voyez* : Eczéma. Gale. Herpès. Icthyose. Impétigo. Lichen. Pityriasis. Prurigo. Psoriasis. Zona.

Agalaxie. (Absence de lait chez les nourrices). — Anis vert. Cascarille. Centaurée (petite). Colombo. Gentiane. Houblon. Malt. Pomme de terre. Quassier amer. Quinquina gris.

Age critique. (Cessation des règles). — Aloès. Arnica. Ergot de seigle. Genêt à balai. Jalap. Manne. Orge. Ricin. Séné. Tamarin.

Albuminerie. (Urine chargée d'albumine). Colchique. Digitale. Digitaline. Genêt à balai. Genévrier. Jaborandi. Millepertuis. Persil. Raifort. Saponaire. Scille. Tannin.

Amaurose. (Cécité incomplète). — Aconit. Aloès. Arnica. Baume de Fioraventi. Colombo. Eau-de-vie allemande. Eau sédative. Lavande. Moutarde. Ortie blanche. Quinquina gris. Quinquina jaune. Staphisaigre. Valériane.

Aménorrhée. (Suppression des règles). Absinthe. Aconit. Aloès. Armoise. Asa fœtida. Aunée. Café. Camomille romaine. Cannelle. Digitale. Digitaline. Ergot de seigle. Galbanum. Gayac. Gomme ammoniaque. Hyssope. Jalap. Mélisse. Menthe. Ményanthe. Millepertuis. Moutarde. Persil. Polygala. Quinquina gris. Quinquina jaune. Raifort. Thé de Chine. Valériane.

Amnésie. (Perte de la mémoire). — Absinthe. Aconit. Aloès. Arnica. Café. Colombo. Cubèbe. Eau-de-vie allemande. Gentiane. Mélisse. Moutarde. Quassier amer. Quinquina jaune. Thé de Chine.

Anémie. (Appauvrissement du sang). — Cacao. Café.

Cascarille. Colombo. Gentiane. Ginseng. Malt. Ményanthe. Noyer. Oranger. Orge. Quassier amer. Quinquina gris. Quinquina jaune. Thé de Chine.

Anévrysme du cœur. (Tumeur cardiaque). — Aconit. Digitale. Digitaline. Laurier-cerise. Manne. Moutarde, Ricin. Scille. Tamarin.

Angine. (Inflammation de l'arrière-gorge). — Chêne. Coquelicot. Créosote, Dattes. Fraisier. Gomme arabique. Guimauve. Hyssope. Ipécacuanha. Jujubier. Mauve. Moutarde. Noyer. Orge. Ortie blanche. Pavot. Quinquina gris. Ronce. Rosier. Sureau. Tannin. Violette.

Angine couenneuse. (Production de fausses membranes dans l'arrière-gorge). — Aristoloche serpentaire. Citronnier. Copahu. Créosote. Cubèbe. Digitale. Digitaline. Guimauve. Ipécacuanha. Lobélie enflée. Menthe. Moutarde. Orge. Piment. Polygala. Quinquina jaune. Ronce. Styrax. Sureau. Tannin.

Angine granuleuse. (Production de granulations sur l'arrière-gorge). — Coquelicot. Créosote. Dattes. Fraisier. Guimauve. Ipécacuanha. Jujubier. Laudanum de Sydenham. Moutarde. Noyer. Orge. Ronce. Rosier. Tannin. Violette.

Angine de poitrine. (Névralgie du cœur). Aconit. Coquelicot. Digitale. Digitaline. Ipécacuanha. Jusquiame. Laurier-cerise. Lobélie enflée. Mélisse. Moutarde. Oranger. Pavot. Quinquina jaune. Sulfate de quinine. Tilleul. Verveine odorante.

Angine striduleuse. (Faux croup). Aconit. Asa fœtida. Capillaire. Galbanum. Ipécacuanha. Laurier-cerise. Lobélie enflée. Menthe. Moutarde. Oranger. Polygala. Tilleul. Valériane.

Angine tonsillaire. (Inflammation et engorgement des amygdales). — Citronnier. Coquelicot. Créosote. Dattes. Fraisier. Guimauve. Ipécacuanha. Jujubier.

Moutarde. Noyer. Orge. Pyrèthre. Ronce. Rosier. Sureau. Tannin. Violette.

ANOREXIE. (Absence d'appétit). Absinthe. Anis étoilé. Anis vert. Aunée. Camomille. Cannelle. Cardamome. Cascarille. Centaurée (petite). Charbon végétal. Chardon bénit. Chicorée. Citronnier. Coca. Colombo. Cresson. Eau-de-vie allemande. Eucalypte globuleux. Fumeterre. Genévrier. Gentiane. Ginseng. Hyssope. Manne. Mélisse. Menthe. Ményanthe. Oranger. Pin. Quassier amer. Quinquina gris. Quinquina jaune. Rhubarbe. Ricin. Scammonée. Séné. Thé de Chine. Verveine odorante.

APHONIE. (Perte incomplète de la voix). — Aconit. Asa fœtida. Benjoin. Erysimum. Guimauve. Ipécacuanha. Lobélie enflée. Moutarde. Orge. Raifort. Ronce. Tilleul. Valériane.

APHTES. (Ulcérations de la bouche). Citronnier. Guimauve. Menthe. Noyer. Orge. Pavot. Ronce. Rosier. Tannin. Tormentille.

APOPLEXIE. *Voyez* : Congestion cérébrale. Paralysie. Pléthore.

ARTHRITES. (Inflammation des articulations). Aconit. Alcool camphré. Arnica. Baume de Fioraventi. Baume opodeldoch. Baume tranquille. Belladone. Camphre. Citronnier. Colchique. Douce-amère. Eau-de-vie allemande. Eau sédative. Gayac. Gomme ammoniaque. Houblon. Lin. Ményanthe. Orge. Pomme de terre. Salsepareille. Saponaire. Sureau.

ARTHRITE CHRONIQUE. (Tumeur blanche). — Aconit. Belladone. Chicorée. Ciguë. Elémi. Fucus vésiculosus. Genêt à balai. Gomme ammoniaque. Persil. Saponaire. Vermiculaire.

ASCARIDES LOMBRICOÏDES. (Vers intestinaux.) — Absinthe. Aloès. Asa fœtida. Aunée. Camomille. Cascarille. Centaurée (petite). Citronnier. Gentiane. Houblon.

Hyssope. Jalap. Menthe. Mousse de Corse. Noyer. Oranger. Quassier amer. Rhubarbe. Ricin. Santonine. Scammonée. Valériane.

ASCITE. (Hydropisie du bas-ventre.) *Voyez* : Hydropisie.

ASTHÉNIE OU ATONIE. (Débilité. Manque de force). — Absinthe. Alcool camphré. Anis étoilé. Baume de Fioraventi. Cacao. Cannelle. Cardamome. Coca Colombo. Cubèbe. Fumeterre. Genévrier. Gentiane. Ginseng. Guaco. Guarana. Houblon. Lavande. Malt. Moutarde. Noyer. Orge. Quassier amer. Quinquinas. Sauge sclarée. Tannin. Tormentille.

ASTHME HUMIDE. (Catarrhe des bronches.) — Arnica. Aunée. Baume de Tolu. Benjoin. Capillaire. Cochléaria. Coquelicot. Galbanum. Gayac. Genévrier. Gomme ammoniaque. Goudron. Hyssope. Ipécacuanha. Lichen d'Islande. Lierre terrestre. Lobélie enflée. Mélisse. Menthe. Millepertuis. Moutarde. Phellandrie. Polygala. Raifort. Styrax. Violette.

ASTHME NERVEUX. (Accès convulsif de l'appareil respiratoire). Aconit. Asa fœtida. Belladone. Café. Ciguë. Codéine. Colchique. Coquelicot. Datura stramoine. Douce-amère. Elixir de santé. Ipécacuanha. Jusquiame. Laurier-cerise. Mélisse. Menthe. Moutarde. Oranger. Pavot. Quinquina jaune. Sulfate de quinine. Valériane.

BLENNORRHAGIE. (Inflammation et écoulement de l'urèthre). — Aloès. Amidon. Baume de Tolu. Cachou. Camphre. Céanothe. Chêne. Chiendent. Copahu. Cubèbe. Douce-amère. Eucalypte globuleux. Fraisier. Fumeterre. Genévrier. Gomme arabique. Goudron. Guaco. Guarana. Houblon. Jalap. Kino. Lin. Lupulin. Matico. Monésia. Noyer. Orge. Pavot. Persil. Pomme de terre. Quassier amer. Ratanhia. Rosier. Sapin. Scammonée. Styrax. Tannin. Tormentille.

Blennorrhée. (Blennorrhagie chronique). *Voyez* : Blennorrhagie.

Blépharite. (Inflammation des bords des paupières). Camphre. Guimauve. Lin. Noyer. Orge. Rosier.

Bronchite aigue. (Inflammation de la muqueuse des bronches. Rhume). Bouillon blanc. Bourrache. Capillaire. Coquelicot. Dattes. Eucalypte globuleux. Gomme arabique. Goudron. Guimauve. Jaborandi. Jujubier. Lichen d'Islande. Lierre terrestre. Manne. Mauve. Moutarde. Orge. Pin. Sapin. Sureau. Thapsie turbith. Violette.

Bronchite chronique. (Catarrhe pulmonaire). — Amandier. Anis étoilé. Asperge. Aunée. Baume de tolu. Benjoin. Cacao. Cachou. Capillaire. Cascarille. Chardon bénit. Cochléaria. Codéine. Colchique. Copahu. Créosote. Cresson. Croton tiglium. Cubèbe. Diachylon. Douce-amère. Erysimum. Eucalypte globuleux. Fucus amylaceus. Fumeterre. Galbanum. Gayac. Gomme ammoniaque. Goudron. Hyssope. Ipécacuanha. Kino. Laurier-cerise. Lichen d'Islande. Lierre terrestre. Lobélie enflée. Malt. Manne. Menthe. Millepertuis. Moutarde. Orge. Pavot. Phellandrie. Pin. Polygala. Pomme de terre. Quassier amer. Raifort. Ricin. Sapin. Scille. Styrax. Tannin. Thapsie turbith. Violette.

Bronchorrhée. (Catarrhe pituiteux, suffocant). — Aloès. Anis étoilé. Asa fœtida. Asperge. Aunée. Baume de Tolu. Benjoin. Cachou. Capillaire. Cascarille. Chardon bénit. Cochléaria. Colombo. Copahu. Cresson. Cubèbe. Eau-de-vie allemande. Eucalypte globuleux. Fumeterre. Galbanum. Gomme ammoniaque. Goudron. Hyssope Ipécacuanha. Jalap. Jujubier. Kino. Lichen d'Islande. Lierre terrestre. Lobélie enflée. Manne. Menthe. Millepertuis. Moutarde. Phellandrie. Polygala. Quassier amer. Quinquina jaune. Raifort. Ricin. Sapin. Scammonée. Scille. Styrax. Violette.

BRULURES. — Amandier. Amidon. Benjoin. Créosote. Laudanum de Sydenham. Laurier-cerise. Morelle. Pomme de terre.

CALCULS. (Concrétions du foie et des reins). *Voyez*: Coliques hépatiques. Néphrite.

CANCER. (Tumeur ulcérée). Aconit. Belladone. Ciguë. Elémi. Houblon. Laurier-cerise. Lupulin. Morelle. Pomme de terre. Salsepareille. Saponaire. Tannin. Vermiculaire.

CANCROÏDES DU VISAGE. (Amas granuleux ulcérés). Aconit. Belladone. Ciguë. Citronnier. Houblon. Laurier-cerise. Lupulin. Morelle. Pavot. Pomme de terre. Salsepareille. Saponaire. Tamarin. Tannin. Vermiculaire.

CARIE DES DENTS. — Alcool camphré. Benjoin. Camphre. Créosote. Laudanum de Sydenham. Pyrèthre.

CÉPHALALGIE. (Douleur de tête). — Aloès. Café. Eau sédative. Lavande. Mélisse. Menthe. Moutarde. Oranger. Ricin. Scammonée. Séné. Tilleul. Valériane. Verveine odorante.

CHANCRE. (Petit ulcère rongeant). Alcool camphré. Aloès. Camphre. Fumeterre. Guaco. Houblon. Jalap. Lupulin. Morelle. Salsepareille. Saponaire. Tannin. Vermiculaire.

CHARBON. (Pustule gangréneuse). — Alcool camphré. Camphre. Charbon végétal. Chêne. Citronnier. Créosote. Goudron. Noyer. Orge. Pomme de terre. Quinquinas. Styrax. Tannin. Vermiculaire.

CHLOROSE. (Pâles couleurs de la peau, jaunâtre ou verdâtre). — Absinthe. Asa fœtida. Aunée. Camomille. Charbon végétal. Chêne. Colombo. Ergot de seigle. Galbanum. Gentiane. Manne. Mélisse. Menthe. Quinquinas. Ricin. Saponaire. Scammonée. Séné. Tannin. Thé de Chine.

CHOLÉRA. — Alcool camphré. Café. Camphre. Cannelle. Elixir parégorique. Guaco. Ipécacuanha. Laudanum de Sydenham. Lavande. Menthe. Moutarde. Pyrèthre. Thé de Chine.

Cholérine. — Alcool camphré. Café. Camomille. Camphre. Elixir parégorique. Elixir de santé. Guaco. Laudanum de Sydenham. Lavande. Menthe. Moutarde. Pyrèthre. Rhum. Thé de Chine.

Chorée. (Danse de Saint-Guy). — Asa fœtida. Belladone. Camphre. Chanvre. Codéine. Colchique. Coquelicot. Houblon. Jusquiame. Laurier-cerise. Lupulin. Oranger. Pavot. Quinquina jaune. Sulfate de quinine. Valériane.

Chutes. (Suite de). *Voyez* : Contusions.

Chute des cheveux. — Quinquina jaune. Sulfate de quinine. Tannin.

Coliques hépatiques. (Coliques du foie). — Aloès. Asperge. Belladone. Camomille. Chiendent. Citronnier. Cresson. Fumeterre. Genêt à balai. Genévrier. Houblon. Laudanum de Sydenham. Pavot. Ricin. Saponaire. Thé de Chine.

Coliques néphrétiques. *Voyez* : Calculs. Néphrite.

Coliques nerveuses. (Entéralgie). *Voyez* : Flatuosités.

Coliques utérines. — Anis étoilé. Anis vert. Armoise. Asa fœtida. Camomille. Elixir de santé. Laudanum de Sydenham. Mélisse. Menthe. Oranger. Pavot. Thé de Chine. Tilleul. Valériane. Verveine odorante.

Coliques venteuses. (Coliques flatulentes). *Voyez* : Flatuosités.

Commotion cérébrale. (Ebranlement du système nerveux). Arnica. Café. Cannelle. Eau sédative. Laurier-cerise. Mélisse. Menthe. Moutarde. Pavot. Scille. Thé de Chine. Tilleul.

Congestion cérébrale. (Afflux de sang dans les

membranes qui enveloppent le cerveau). — Aloès. Arnica. Café. Croton tiglium. Eau Sédative. Jalap. Mélisse. Moutarde. Orge. Scammonée. Thé de Chine.

Congestion des poumons. (Engorgement sanguin des poumons). *Voyez* : Pneumonie.

Conjonctivite. (Inflammation de la muqueuse externe de l'œil). — Arnica. Citronnier. Genévrier oxycèdre. Guaco. Hyssope. Moutarde. Ricin. Rosier.

Conjonctivite granuleuse. (Inflammation avec granulations développées sur la conjonctive). — Aloès. Arnica. Eau-de-vie allemande. Eau sédative. Guaco. Moutarde. Noyer. Rosier.

Constipation. — Aloès. Amandier. Asa fœtida. Belladone. Café. Casse. Chicorée. Croton tiglium. Eau-de-vie allemande. Galbanum. Guimauve. Ipécacuanha. Jalap. Lin. Manne. Mauve. Rhubarbe. Ricin. Scammonée. Séné. Tamarin. Violette.

Contusions. (Lésions de la peau produites par le choc de corps durs non aigus ni tranchants). — Alcool camphré. Arnica. Baume du Commandeur. Belladone. Camphre. Eau sédative. Houblon. Hyssope. Laurier-cerise. Lavande. Menthe. Millepertuis. Persil. Pomme de terre. Tormentille.

Convulsions. (Mouvements involontaires des muscles). — Aconit. Alcool camphré. Asa fœtida. Belladone. Camphre. Chanvre. Ciguë. Coquelicot. Douce-amère. Eau sédative. Elixir parégorique. Ipécacuanha. Jusquiame. Laurier-cerise. Menthe. Mousse de Corse. Moutarde. Oranger. Ricin. Sulfate de quinine. Tilleul. Valériane.

Coqueluche. (Quintes de toux spasmodique). — Aconit. Arnica. Asa fœtida. Café. Ciguë. Codéine, Coquelicot. Douce-amère. Galbanum. Goudron. Ipécacuanha. Jusquiame. Laurier-cerise. Lobélie enflée. Manne. Mélisse. Menthe. Moutarde. Oranger. Pavot.

Phellandrie. Pomme de terre. Quinquina jaune. Rhubarbe. Ricin. Sulfate de quinine. Tannin. Thé de Chine. Violette.

Cors aux pieds. (Durillons. Œil de perdrix. Ognons). — Galbanum.

Coryza. (Rhume de cerveau). — Alcool camphré. Sucre. Sureau.

Courbature. (Coup d'air. Refroidissement). — Bourrache. Genévrier. Jaborandi. Menthe. Moutarde. Pyrèthre. Sureau. Tilleul. Violette.

Crampes. (Contraction des muscles). — Alcool camphré. Baume de Fioraventi. Belladone. Camphre. Ciguë. Eau sédative. Valériane.

Crampes d'estomac. *Voyez* : Gastralgie.

Croup. — Belladone. Citronnier. Copahu. Digitale. Digitaline. Ipécacuanha. Lobélie enflée. Polygala. Scille. Styrax. Sulfate de quinine.

Cystite. (Inflammation de la vessie). — Amandier. Chiendent. Coquelicot. Cresson. Gomme arabique. Guimauve. Jujubier. Lin. Manne. Mauve. Orge. Pavot. Pin. Pomme de terre. Ricin. Sapin. Tamarin. Violette.

Cystite chronique. (Catarrhe de la vessie). — Baume de Tolu. Benjoin. Cainça. Camphre. Copahu. Eucalypte globuleux. Galbanum. Genévrier. Gomme ammoniaque. Goudron. Millepertuis. Pavot. Styrax.

Débilité. (Manque de force). *Voyez* : Asthénie.

Descente de la luette. (Chute de la luette). — Chêne. Citronnier. Matico. Ortie blanche. Tannin. Tormentille. Vinaigre.

Descente du rectum. (Chute du rectum). — Cachou. Chêne. Ortie blanche. Quinquina gris. Ratanhia. Tannin. Tormentille.

Descente de l'utérus. (Chute de l'utérus). — Asa fœtida. Cannelle. Chêne. Ergot de seigle. Noyer. Ortie blanche. Quinquina gris. Tannin. Tormentille.

Descente du vagin. (Chute du vagin). *Voyez :* Descente de l'utérus.

Diabète. (Emission abondante d'urine sucrée). — Citronnier. Cochléaria. Cresson. Gluten. Jaborandi. Lait. Laudanum de Sydenham. Orge. Ortie piquante. Pavot. Quinquina jaune. Raifort. Vin généreux.

Diarrhée. — Amidon. Bouillon blanc. Camomille. Cannelle. Cascarille. Citronnier. Elixir parégorique. Elixir de santé. Fraisier. Gomme arabique. Laudanum de Sydenham. Noyer. Orge. Pavot. Pomme de terre. Quassier amer. Ratanhia. Rhubarbe. Riz. Rosier. Sureau. Tilleul. Tormentille.

Diarrhée chronique. — Absinthe. Arnica. Aunée. Bouillon blanc. Cachou. Café. Camomille. Cardamome. Cascarille. Centaurée (petite). Charbon végétal. Chêne. Colombo. Ergot de seigle. Fraisier. Gentiane. Guaco. Guarana. Houblon. Kino. Monésia. Ortie blanche. Ortie piquante. Ratanhia. Tannin. Tormentille.

Douleurs de dents. *Voyez :* Carie des dents. Odontalgie.

Dyspnée. (Difficulté de respirer). — Anis vert. Asa fœtida. Belladone. Datura stramoine. Digitale. Digitaline. Genévrier. Jusquiame. Laurier-cerise. Lobélie enflée. Moutarde. Valériane.

Dysménorrhée. (Règles irrégulières et douloureuses). *Voyez :* Aménorrhée.

Dyspepsie. (Difficulté de digérer). Absinthe. Aloès. Anis étoilé. Anis vert. Aunée. Cachou. Café. Camomille. Cannelle. Cardamome. Cascarille. Centaurée (petite). Charbon végétal. Chardon bénit. Chicorée. Coca. Colombo. Cresson. Elixir de santé. Eucalypte globuleux. Fumeterre. Genévrier. Gentiane. Ginseng. Gomme ammoniaque. Guarana. Houblon. Malt. Mélisse. Menthe. Oranger. Pin. Quassier amer. Quinquinas. Rhubarbe. Rosier. Saponaire. Sauge sclarée. Tannin. Thé de Chine. Tilleul. Verveine odorante.

DYSSENTERIE. (Evacuations de matières muqueuses ou puriformes souvent mêlées de sang). — Amidon. Arnica. Bouillon blanc. Cachou. Camomille. Chêne. Citronnier. Colombo. Coquelicot. Elixir parégorique. Ergot de seigle. Fraisier. Guaco. Guarana. Ipécacuanha. Kino. Laudanum de Sydenham. Lin. Manne. Millepertuis. Monésia. Noyer. Oranger. Orge. Pavot. Quinquina jaune. Ratanhia. Rhubarbe. Ricin. Riz. Rosier. Tannin. Tormentille. Violette.

DYSURIE. (Difficulté d'uriner). *Voyez* : Rétention d'urine.

ECLAMPSIE. (Perte de connaissance avec des mouvements convulsifs). *Voyez* : Convulsions.

ECZÉMA. (Petites vésicules suppurantes très rapprochées sur la peau). — Amidon. Chicorée. Cochléaria. Créosote. Daphné mézéréum. Douce-amère. Fumeterre. Gayac. Genévrier oxycèdre. Goudron. Houblon. Hydrocotyle. Lycopode. Pensée sauvage. Salsepareille. Saponaire. Staphisaigre. Tannin.

EMBARRAS GASTRIQUE. (Inappétence, dégoût pour les aliments). *Voyez* : Anorexie. Constipation Dyspepsie.

EMPOISONNEMENTS. — Amidon. Café. Chêne. Citronnier. Eau albumineuse. Essence de térébenthine. Gluten. Guimauve. Huile d'amandes douces. Huile d'olive. Huile de ricin. Ipécacuanha. Jaborandi. Laudanum de Sydenham. Lin. Pavot. Tannin. Thé de Chine. Violette. Vomitifs en particulier.

ENGELURES. — Alcool camphré. Baume de Fioraventi. Belladone. Benjoin. Camphre. Chêne. Raifort. Sauge sclarée. Tannin. Tormentille.

ENROUEMENT. (Voix rauque). *Voyez* : Laryngite.

ENTÉRITE. (Inflammation des intestins). — Amandier. Bouillon blanc. Casse. Chiendent. Coquelicot. Fraisier. Gomme arabique. Goudron. Guimauve. Jujubier. Laudanum de Sydenham. Laurier-cerise. Lin. Manne. Matico. Mauve. Monésia. Orge. Pavot. Pin. Pomme de terre. Ratanhia. Ricin. Riz. Tamarin. Tannin. Violette.

ENTÉRORRHÉE. (Dévoiement ou flux intestinal). *Voyez*: Diarrhée.

ENTORSES. (Distension des ligaments qui entourent les articulations). — Alcool camphré. Amidon. Arnica. Eau sédative. Hyssope. Menthe. Millepertuis. Persil. Pomme de terre. Tannin. Tormentille.

EPILEPSIE. (Convulsions avec perte subite de connaissance). — Asa fœtida. Belladone. Camphre. Chanvre. Digitale. Digitaline. Ipécacuanha. Jusquiame. Mélisse. Menthe. Oranger. Sulfate de quinine. Sureau. Valériane.

EPISTAXIS. (Hémorrhagie nasale). Benjoin. Cachou. Digitale. Digitaline. Eau sédative. Ergot de seigle. Moutarde. Ortie blanche. Ortie piquante. Tannin. Tilleul. Vinaigre rosat.

ERECTIONS DOULOUREUSES. *Voyez* : Satyriasis.

ERYSIPÈLE. (Inflammation superficielle de la peau). — Aconit. Alcool camphré. Amidon. Camphre. Citronnier. Huile d'amandes douces. Lycopode. Oranger. Orge. Pomme de terre. Sureau. Tamarin.

FÉTIDITÉ DE L'HALEINE. — Cachou. Cascarille. Charbon végétal. Menthe. Oranger. Orge.

FIÈVRES ÉRUPTIVES. *Voyez* : Miliaire. Rougeole. Scarlatine. Variole.

FIÈVRES INTERMITTENTES. — Absinthe. Aristoloche serpentaire. Camomille. Centaurée (petite). Chardon bénit. Citronnier. Digitale. Digitaline. Eau sédative. Eucalypte globuleux. Gentiane. Ipécacuanha. Jaborandi. Ményanthe. Oranger. Orge. Pavot. Persil. Quassier amer. Quinquina jaune. Quinquina rouge. Sulfate de quinine. Tamarin. Tannin. Thé de Chine. Valériane.

FIÈVRE MUQUEUSE. *Voyez* : Fièvre typhoïde.

FIÈVRE PUERPÉRALE. (Typhus puerpéral des femmes en couche). — Amandier. Asa fœtida. Citronnier. Digitale. Digitaline. Guimauve. Ipécacuanha. Orge. Sulfate de quinine. Tamarin.

FIÈVRE TYPHOÏDE. — Aristoloche serpentaire. Arnica. Café. Camomille. Camphre. Cannelle. Centaurée (petite). Charbon végétal. Citronnier. Créosote. Digitale. Digitaline. Eau sédative. Ergot de seigle. Ipécacuanha. Menthe. Moutarde. Oranger. Orge. Quinquina jaune. Ricin. Sulfate de quinine. Tamarin. Vin généreux. Violette.

FISSURES A L'ANUS. (Ulcération à la marge de l'anus). — Belladone. Cachou. Chêne. Onguent de la mère. Ratanhia. Tannin. Tormentille.

FLATUOSITÉS. (Gaz développés dans l'estomac et les intestins). — Absinthe. Anis étoilé. Anis vert. Armoise. Asa fœtida. Bouillon blanc. Camomille. Cannelle. Cardamome. Cascarille. Centaurée (petite). Charbon végétal. Chardon bénit. Cubèbe. Elixir parégorique. Elixir de santé. Galbanum. Gentiane. Laudanum de Sydenham. Mélisse. Menthe. Oranger. Pavot. Quassier amer. Quinquina gris. Thé de Chine. Tilleul. Valériane. Verveine odorante. Violette.

FURONCLE. (Petite tumeur inflammatoire circonscrite). — Bouillon blanc. Camomille. Diachylon. Lin. Morelle. Onguent basilicum. Onguent de la mère. Orge. Pomme de terre. Riz. Tormentille.

GALACTORRHÉE. (Ecoulement abondant de lait chez les nourrices). — Aloès. Aunée. Belladone. Chiendent. Citronnier. Eau-de-vie allemande. Ergot de seigle. Genêt à balai. Gentiane. Laurier-cerise. Manne. Menthe. Noyer. Persil. Quinquina gris. Ricin. Tamarin.

GALE. — Camphre. Fumeterre. Genévrier oxycèdre. Goudron. Staphisaigre.

Gastralgie. (Douleurs nerveuses et crampes d'estomac). — Anis étoilé. Anis vert. Aunée. Belladone. Camomille. Camphre. Cannelle. Centaurée (petite). Charbon végétal. Coca. Colombo. Elixir de santé. Eucalypte globuleux. Gentiane. Hyssope. Laudanum de Sydenham. Laurier-cerise. Mélisse. Menthe. Oranger. Orge. Quinquina jaune. Rhubarbe. Tannin. Tilleul. Valériane. Verveine odorante.

Gastrite. (Inflammation de la muqueuse de l'estomac). — Amandier. Bouillon blanc. Casse. Citronnier. Fraisier. Gomme arabique. Goudron. Guimauve. Lait. Lin. Manne. Orge. Ricin. Rosier. Tamarin. Tilleul. Violette.

Gastrite chronique. (Inflammation et ulcération de la muqueuse de l'estomac). — Cachou. Chêne. Ciguë. Citronnier. Coquelicot. Eau de chaux. Houblon. Lait. Laudanum de Sydenham. Laurier-cerise. Malt. Matico. Monésia. Orge. Pavot. Tamarin. Tannin. Tormentille.

Gastrorrhée. (Expectoration de matières glaireuses et filantes produites dans l'estomac). — Anis étoilé. Anis vert. Benjoin. Charbon végétal. Chardon bénit. Cochléaria. Cresson. Eucalypte globuleux. Fumeterre. Gentiane. Gomme ammoniaque. Goudron. Hyssope. Ipécacuanha. Jalap. Polygala. Quassier amer. Quinquina jaune. Raifort. Scammonée. Scille.

Gerçures. — Alcool camphré. Amidon. Arnica. Benjoin. Cacao. Cachou. Camphre. Goudron. Lycopode. Matico. Menthe. Noyer. Ratanhia. Tannin. Tormentille.

Gingivite. (Inflammation des gencives). Benjoin. Citronnier. Coca. Cresson. Guimauve. Menthe. Noyer. Orge. Ratanhia. Tannin. Tormentille.

Goutte. (Douleurs vives et gonflements rougeâtres des articulations). — Aconit. Arnica. Benjoin. Café. Camomille. Camphre. Centaurée (petite). Chanvre.

Ciguë. Colchique. Digitale. Digitaline. Douce-amère. Gayac. Genêt à balai. Genévrier. Gentiane. Houblon. Hydrocotile. Mélisse. Menthe. Orge. Quassier amer. Raifort. Saponaire. Sauge sclarée. Sulfate de quinine. Thé de Chine.

GRAVELLE. (Concrétions graveleuses que dépose l'urine de certaines personnes). — Benjoin. Cerisier. Citronnier. Cresson. Digitale. Digitaline. Fraisier. Genévrier. Lin. Millepertuis. Persil. Pomme de terre. Raifort. Saponaire. Scille. Sureau. Thé de Chine. Violette.

HÉMATEMÈSE. (Vomissement de sang épanché dans l'estomac). — Cachou. Citronnier. Ergot de seigle. Matico. Monésia. Ortie blanche. Ortie piquante. Pavot. Ratanhia. Tamarin. Tannin. Tormentille.

HÉMATURIE. (Pissement de sang). — Amandier. Cachou. Chiendent. Citronnier. Ergot de seigle. Fraisier. Goudron. Millepertuis. Monésia. Pavot. Ratanhia. Sapin. Tannin. Tormentille.

HÉMOPTYSIE. (Crachement de sang). — Bouillon blanc. Cachou. Chêne. Citronnier. Digitale. Digitaline. Ergot de seigle. Fraisier. Ipécacuanha. Kino. Matico. Millepertuis. Monésia. Orge. Ortie blanche. Ortie piquante. Ratanhia. Rosier. Sapin. Tannin. Tormentille.

HÉMORRHAGIE. (Ecoulement du sang hors des vaisseaux qui doivent le contenir). — Arnica. Benjoin. Cachou. Chêne. Citronnier. Créosote. Hyssope. Matico. Millepertuis. Noyer. Tannin. Tormentille.

HÉMORROÏDES. (Tumeurs enflammées des veines de l'anus). — Bouillon blanc. Lin. Morelle. Onguent populéum. Persil. Pomme de terre.

HÉMORROÏDES DOULOUREUSES. — Belladone. Camphre. Douce-amère. Laudanum de Sydenham. Onguent populéum. Pavot. Piment.

HÉMORROÏDES FLUENTES. — Benjoin. Cachou. Chêne.

Copahu. Qninquina gris. Ratanhia. Tannin. Tormentille.

Hémorroïdes supprimées. — Aloès. Eau-de-vie allemande. Jalap. Scammonée. Sureau.

Hépatite. (Inflammation du foie). — Aloès. Arnica. Asperge. Chiendent. Citronnier. Cochléaria. Cresson. Fumeterre. Genêt à balai. Gomme arabique. Jalap. Lait. Noyer. Orge. Petit-lait. Saponaire. Scammonée. Tamarin.

Hépatorrhée. (Flux de bile). — Fumeterre. Gomme arabique. Laudanum de Sydenham. Oranger. Quinquina jaune. Rhubarbe. Riz. Saponaire. Tamarin. Violette.

Hernie étranglée. — Belladone. Café. Croton tiglium. Ricin. Séné.

Herpès. (Eruption de petites vésicules sur la peau se couvrant de croûtes noirâtres). — Amidon. Centaurée (petite). Chicorée. Cochléaria. Daphné mézéréum. Douce-amère. Eau-de-vie allemande. Fumeterre. Gayac. Genévrier oxycèdre. Gentiane. Goudron. Houblon. Hydrocotile. Jalap. Lycopode. Salsepareille. Scammonée. Tannin.

Hoquet opiniatre. (Mouvement convulsif de l'estomac). — Asa fœtida. Chanvre. Ergot de seigle. Laudanum de Sydenham. Laurier-cerise. Menthe. Oranger. Pavot. Quinquina jaune. Sulfate de quinine. Valériane.

Hydropéricarde. (Epanchement de sérosité dans le sac fibreux qui entoure le cœur). — Caïnça. Digitale. Digitaline. Genêt à balai. Jalap. Scammonée. Scille. Thapsie turbith. Vésicatoire.

Hydropisies. (Accumulation de sérosités dans une ou plusieurs parties du corps). Absinthe. Asperge. Benjoin. Caïnça. Cerisier. Citronnier. Cochléaria. Colchique. Cresson. Croton tiglium. Digitale. Digitaline.

Eau-de-vie allemande. Elatérium. Elatérine. Genêt à balai. Genévrier. Houblon. Jaborandi. Jalap. Menthe. Millepertuis. Persil. Polygala. Raifort. Sapin. Scammonée. Scille. Sureau.

HYPOCONDRIE. (Tristesse. Mélancolie). — Aconit. Aloès. Asa fœtida. Coca. Codéine. Eau-de-vie allemande. Fumeterre. Galbanum. Gentiane. Laurier-cerise. Mélisse. Menthe. Oranger. Rhubarbe. Ricin. Scammonée. Séné. Tilleul. Valériane. Verveine odorante.

HYSTÉRIE. (Accès convulsifs et nerveux). — Anis étoilé. Anis vert. Aristoloche serpentaire. Armoise. Asa fœtida. Camomille. Centaurée (petite). Chanvre. Ciguë. Coquelicot. Elixir parégorique. Elixir de santé. Ergot de seigle. Galbanum. Jusquiame. Laurier-cerise. Mélisse. Menthe. Millepertuis. Oranger. Pavot. Ricin. Sauge sclarée. Scammonée. Séné. Tilleul. Valériane. Verveine odorante.

ICHTHYOSE. (Production de lamelles écailleuses noirâtres sur la peau). — Bourrache. Cochléaria. Cresson. Fumeterre. Gayac. Genévrier oxycèdre. Goudron. Houblon. Hydrocotile. Jaborandi. Ményanthe. Salsepareille. Saponaire. Sureau.

ICTÈRE. (Jaunisse). — Aloès. Asperge. Camomille. Cerisier. Chardon bénit. Chicorée. Chiendent. Citronnier. Cochléaria. Cresson. Douce-amère. Fumeterre. Genêt à balai. Gentiane. Houblon. Ipécacuanha. Jalap. Noyer. Persil. Raifort. Saponaire. Scammonée. Scille. Sureau.

IMPÉTIGO. (Petites pustules agglomérées ou discrètes sur la peau, formant des croûtes épaisses). — Amidon. Chicorée. Cochléaria. Douce-amère. Eau-de-vie allemande. Fumeterre. Gayac. Genévrier oxycèdre. Gentiane. Goudron. Houblon. Pensée sauvage. Pomme de terre. Quinquina jaune. Raifort. Riz. Tannin.

Impétigo de l'enfance. (Gourmes ou croûtes de lait). — Amidon. Chicorée. Douce-amère. Gentiane. Pensée sauvage. Pomme de terre. Raifort. Riz.

Impuissance. — Benjoin. Café. Camomille. Cannelle. Cascarille. Chanvre. Coca. Colombo. Cubèbe. Ergot de seigle. Gayac. Ginseng. Girofle. Quinquina gris. Sauge sclarée. Thé de Chine. Vanille.

Incontinence d'urine. (Emission involontaire d'urine). — Cachou. Copahu. Créosote. Cubèbe. Ergot de seigle. Gentiane. Goudron. Jusquiame. Kino. Lupulin. Matico. Monésia. Noyer. Ortie blanche. Quinquina jaune. Ratanhia. Tannin. Tormentille.

Indigestion. — Absinthe. Camomille. Colombo. Elixir de santé. Ipécacuanha. Mélisse. Menthe. Oranger. Thé de Chine. Tilleul. Verveine odorante.

Insolation. (Suites de coup de soleil). — Aloès. Eau sédative. Mélisse. Moutarde. Oranger. Tilleul.

Insomnie. (Privation de sommeil). — Codéine. Coquelicot. Cubèbe. Houblon. Laudanum de Sydenham. Laurier-cerise. Lupulin. Pavot.

Intertrigo. (Inflammation, excoriation de la peau causée par le contact de deux parties contiguës). — Alcool camphré. Amidon. Arnica. Cachou. Goudron. Lycopode. Pomme de terre. Riz. Tannin.

Laryngite. (Inflammation du larynx). — Aconit. Baume de tolu. Créosote. Dattes. Erysimum. Fucus amylaceus. Gomme arabique. Goudron. Guimauve. Hyssope. Ipécacuanha. Jujubier. Laurier-cerise. Lichen d'Islande. Lierre terrestre. Lobélie enflée. Mauve. Millepertuis. Moutarde. Phellandrie. Polygala. Rosier. Sapin. Violette.

Lèpre. (Tubercules rongeants de la peau). *Voyez* : Psoriasis.

Leucorrhée. (Flueurs blanches. Pertes utérines). —Absinthe. Amidon. Aunée. Baume de Tolu. Cachou.

Cannelle. Cascarille. Céanothe. Chêne. Citronnier. Colchique. Colombo. Copahu. Ergot de seigle. Eucalypte globuleux. Fraisier. Genévrier. Gomme ammoniaque. Goudron. Guaco. Guarana. Houblon. Kino. Matico. Millepertuis. Monésia. Morelle. Noyer. Orge. Ortie blanche. Ortie piquante. Pavot. Persil. Pomme de terre. Quassier amer. Quinquina gris. Quinquina jaune. Raifort. Ratanhia. Ricin. Rosier. Sapin. Scammonée. Séné. Styrax. Tannin. Tilleul. Tormentille. Verveine odorante.

LICHEN. (Papules rougeâtres prurigineuses avec excoriation de la peau). — Amidon. Chicorée. Citronnier. Cochléaria. Daphné mézéréum. Douce-amère. Fumeterre. Gayac. Genévrier oxycèdre. Goudron. Houblon. Hydrocotile. Laurier-cerise. Morelle. Rosier. Salsepareille. Saponaire. Tannin.

LIENTERIE. (Diarrhée avec aliments non digérés). *Voyez* : Diarrhée.

LUMBAGO. (Douleur rhumatismale des reins). — Alcool camphré. Baume de Fioraventi. Baume opodeldoch. Baume tranquille. Belladone. Bourrache. Camphre. Citronnier. Diachylon. Genévrier. Jaborandi. Moutarde. Pyrèthre. Sureau. Thapsie turbith. Violette.

LUPUS. (Ulcère rongeant de la peau). — Alcool camphré. Aloès. Camphre. Fumeterre. Guaco. Houblon. Jalap. Lupulin. Morelle. Salsepareille. Saponaire. Styrax. Tannin. Vermiculaire.

MÉLÆNA. (Hémorrhagie intestinale). — Cachou. Camphre. Ergot de seigle. Kino. Matico. Monésia. Noyer. Orge. Ortie piquante. Ratanhia. Rosier. Tannin. Tormentille.

MÉLANCOLIE. (Etat triste). *Voyez* : Hypocondrie.

MÉNINGITE. (Inflammation des enveloppes du cerveau). — Alcool camphré. Aloès. Arnica. Citronnier. Codéine. Coquelicot. Eau sédative. Laudanum de Sydenham. Laurier-cerise. Moutarde. Orge. Ricin. Séné. Tamarin. Valériane.

Ménorrhagie. (Règles trop abondantes). — Cachou. Ergot de seigle. Kino. Monésia. Noyer. Ortie blanche. Ortie piquante. Quinquina gris. Quinquina jaune. Ratanhia. Tannin. Tilleul. Tormentille.

Métrite. (Inflammation de l'utérus). — Amandier. Belladone. Bouillon blanc. Citronnier. Ergot de seigle. Fraisier. Guimauve. Lait. Laudanum de Sydenham. Laurier-cerise. Lin. Morelle. Moutarde. Noyer. Orge. Ortie blanche. Pavot. Petit-lait. Pomme de terre. Ricin. Riz. Rosier. Scille. Tamarin. Tannin. Verveine odorante.

Métrorrhagie. (Hémorrhagie utérine). — Cachou. Cannelle. Chêne. Digitale. Digitaline. Ergot de seigle. Kino. Matico. Monésia. Noyer. Ortie blanche. Ortie piquante. Ratanhia. Rosier. Tannin. Tormentille..

Migraine. (Accès de douleurs vives de la tête). — Aconit. Aloès. Café. Camomille. Camphre. Citronnier. Cubèbe. Eau sédative. Elixir de santé. Guarana. Jalap. Manne. Mélisse. Menthe. Oranger. Ricin. Scammonée. Séné. Tilleul. Valériane. Verveine odorante.

Miliaire. (Fièvre éruptive). *Voyez* : Rougeole.

Muguet. (Granulations blanchâtres caséeuses se développant dans la bouche et la gorge). — Citronnier. Créosote. Guimauve. Orge. Ronce. Rosier. Tannin.

Néphrite. (Inflammation des reins). — Amandier. Arnica. Cerisier. Chiendent. Citronnier. Cresson. Genévrier. Houblon. Lin. Mauve. Millepertuis Oranger. Orge. Ricin. Saponaire. Sureau. Tamarin. Violette.

Néphrite albumineuse. (Dégénérescence graisseuse des reins). — Asperge. Cannelle. Chiendent. Digitale. Digitaline. Eau-de-vie allemande. Elatérium. Elatérine. Genêt à balai. Genévrier. Jalap. Lait. Orge. Persil.

Quinquina jaune. Raifort. Ricin. Saponaire. Scille. Tannin.

Névralgies. (Douleurs vives existant sur le trajet des nerfs). — Aconit. Asa fœtida. Baume tranquille. Belladone. Camomille. Camphre. Ciguë Codéine. Colchique. Coquelicot. Jusquiame. Laudanum de Sydenham. Laurier-cerise. Mélisse. Menthe. Morelle. Moutarde. Onguent populéum. Oranger. Orge. Pavot. Pomme de terre. Staphisaigre. Sulfate de quinine. Valériane. Verveine odorante.

Névralgie dentaire. — Aconit. Cochléaria. Créosote. Jusquiame. Laudanum de Sydenham. Menthe. Pyrèthre.

Névralgie intercostale. — Aconit. Baume tranquille. Belladone. Ciguë. Colchique. Digitale. Digitaline. Jusquiame. Laurier-cerise. Onguent populéum. Oranger. Pavot. Thapsie turbith. Tilleul. Verveine odorante.

Névralgie sciatique. (Vives douleurs nerveuses existant sur la partie postérieure de la cuisse et de la jambe). — Aconit. Alcool camphré. Baume tranquille. Belladone. Camphre. Ciguë. Colchique. Diachylon. Jusquiame. Laudanum de Sydenham. Moutarde. Onguent populéum. Oranger. Thapsie turbith.

Névralgie trifaciale. (Douleur nerveuse occupant un seul côté du visage. — Aconit. Belladone. Camphre. Ciguë. Codéine. Colchique. Daphné mézéréum. Jusquiame. Laudanum de Sydenham. Laurier-cerise. Pavot. Staphisaigre. Sulfate de quinine.

Névralgie utérine. (Hystéralgie). — Aconit. Asa fœtida. Camphre. Ciguë. Ergot de seigle. Jusquiame. Laudanum de Sydenham. Laurier-cerise. Oranger. Pavot. Tilleul. Valériane. Verveine odorante.

Névroses. (Troubles fonctionnels du système nerveux). — Aconit. Asa fœtida. Coca. Codéine. Colombo. Coquelicot. Douce-amère. Jusquiame. Laudanum de Sydenham. Laurier-cerise. Mélisse. Menthe. Oranger. Pavot. Quassier amer. Quinquina gris. Quinquina jaune. Ricin. Scammonée. Séné. Tilleul. Valériane. Verveine odorante.

Nymphomanie. (Désir irrésistible chez la femme du rapprochement sexuel). *Voyez* : Satyriasis.

Obésité. (Accumulation de graisse dans toutes les parties du corps). — Citronnier. Coca. Colchique. Eau-de-vie allemande. Fucus vésiculosus. Ipécacuanha. Jaborandi. Jalap. Rosier. Scille. Styrax. Tormentille. Verjus. Vinaigre rosat.

Odontalgie. (Douleurs de dents). Aconit. Alcool camphré. Belladone. Cochléaria. Créosote. Girofle. Jusquiame. Laudanum de Sydenham. Menthe. Pavot. Pyrèthre.

Œdème. (Hydropisie circonscrite d'une partie quelconque du corps). *Voyez* : Hydropisies.

Œdème de la glotte. (Gonflement des parois du larynx). — Cochléaria. Cresson. Genévrier. Guimauve. Ipécacuanha. Manne. Moutarde. Orge. Ricin. Ronce. Scammonée. Scille. Séné. Tannin.

Onanisme. (Excitation des organes génitaux). *Voyez* : Satyriasis.

Ophthalmies. (Affection des yeux). *Voyez* : Conjonctivites.

Orchite. (Inflammation du testicule). — Belladone. Camphre. Croton tiglium. Guimauve. Lin. Orge. Pomme de terre. Riz. Salsepareille. Saponaire. Séné.

Oreillons. (Gonflement des glandes parotides). — Amidon. Camphre. Morelle. Moutarde. Noyer. Orge. Pomme de terre. Riz. Scammonée. Séné.

Otalgie. (Douleur nerveuse de l'oreille). — Aconit. Belladone. Camphre. Codéine. Laudanum de Sydenham. Pavot.

Otite. (Inflammation de l'oreille). — Aconit. Belladone. Guimauve. Laudanum de Sydenham. Pavot. Ricin. Scammonée. Séné. Sureau.

Otorrhée. (Ecoulement d'oreille). — Aconit. Belladone. Croton tiglium. Goudron. Ipécacuanha. Jalap. Noyer. Ricin. Sapin. Scammonée. Séné. Tannin.

Oxyures. (Petits vers intestinaux existant dans le rectum). *Voyez :* Ascarides lombricoïdes.

Ozène. (Odeur fétide s'exhalant des narines). — Alcool camphré. Benjoin. Camphre. Goudron. Lavande. Menthe.

Palpitations du cœur. — Aconit. Amandier. Asperge. Citronnier. Digitale. Digitaline. Laurier-cerise. Mélisse. Menthe. Moutarde. Oranger. Scille. Tilleul. Valériane. Verveine odorante.

Panaris. — Belladone. Bouillon blanc. Diachylon. Eau-de-vie allemande. Lin. Morelle. Onguent basilicum. Onguent de la mère. Orge. Pomme de terre. Riz. Séné. Sureau. Tormentille.

Paracousie. (Bourdonnements d'oreille). — Aconit. Aloès. Arnica. Belladone. Eau-de-vieallemande. Moutarde. Séné.

Paralysie. (Diminution ou privation du mouvement volontaire). — Alcool camphré. Aloès. Aristoloche serpentaire. Arnica. Café. Cochléaria. Colombo. Croton tiglium. Cubèbe. Eau-de-vie allemande. Eau sédative. Elatérium. Elatérine. Ergot de seigle. Jalap. Jusquiame. Lavande. Mélisse. Menthe. Moutarde. Orge. Ortie piquante. Piment. Pyrèthre. Raifort. Ricin. Scammonée. Séné. Thé de Chine. Valériane.

Paralysie de la langue. — Lavande. Menthe. Piment. Pyrèthre. Raifort.

Péritonite. (Inflammation du péritoine). — Amandier. Belladone. Camphre. Casse. Chicorée. Citronnier. Guimauve. Ipécacuanha. Laudanum de Sydenham.

Lin. Manne. Morelle. Moutarde. Pavot. Pomme de terre. Ricin. Riz. Tamarin.

PHARYNGITE. (Inflammation du pharynx). — Alcool camphré. Créosote. Fraisier. Guimauve. Ipécacuanha. Laudanum de Sydenham. Moutarde. Noyer. Orge. Pavot. Pyrèthre. Ronce. Tannin.

PHLEGMON. (Tumeur inflammatoire). — Bouillon blanc. Eau-de-vie allemande. Elémi. Guimauve. Lin. Mauve. Morelle. Onguent basilicum. Onguent de la mère. Orge. Pomme de terre. Ricin. Séné. Sureau. Tormentille.

PHTHIRIASE. (Production de poux sur tout le corps). — Aloès. Camomille. Centaurée (petite). Eau-de-vie allemande. Genévrier oxycèdre. Gentiane. Goudron. Jalap. Ményanthe. Mousse de Corse. Pyrèthre. Ricin. Staphisaigre.

PHTHISIE LARYNGÉE. (Ulcération du larynx). — Baume de Tolu. Cacao. Coca. Croton tiglium. Erysimum. Fucus amylaceus. Gomme ammoniaque. Gomme arabique. Goudron. Laurier-cerise. Lichen d'Islande. Lierre terrestre. Lobélie enflée. Manne. Millepertuis. Orge. Pavot. Phellandrie. Polygala. Ricin. Rosier. Sapin. Styrax. Tannin.

PHTHISIE PULMONAIRE. (Ulcérations des poumons). — Cacao. Ciguë. Coca. Codéine. Colombo. Coquelicot. Eucalypte globuleux. Fucus amylaceus. Gomme ammoniaque. Goudron. Laitages. Laurier-cerise. Lichen d'Islande. Lierre terrestre. Lobélie enflée. Millepertuis. Orge. Pavot. Phellandrie. Pin. Polygala. Sapin. Styrax. Tannin. Thapsie turbith.

PIQURES ENVENIMÉES. — Alcool camphré. Amidon. Diachylon. Eau sédative. Jaborandi. Lin. Pavot. Pomme de terre. Riz.

PITYRIASIS. (Petites taches roses, prurigineuses sur la peau). — Alcool camphré. Amidon. Chicorée. Cochléaria. Daphné mézéréum. Douce-amère. Fumetere. Gayac. Genévrier oxycèdre. Goudron. Houblon. Hydrocotile. Ményanthe. Salsepareille. Saponaire. Sureau.

PLAIES ATONIQUES ET SORDIDES. — Absinthe. Alcool camphré. Aloès. Arnica. Baume d'Arcæus. Baume du Commandeur. Camphre. Charbon végétal. Créosote. Diachylon. Eau-de-vie allemande. Goudron. Laudanum de Sydenham. Laurier-cerise. Lin. Mélisse. Noyer. Onguent basilicum. Onguent de la mère. Onguent populéum. Pomme de terre. Quinquina gris. Quinquina jaune. Ricin. Riz. Sauge sclarée. Scammonée. Séné. Styrax. Tannin. Tormentille.

PLAIES GANGRÉNEUSES. — Absinthe. Camphre. Charbon végétal. Chêne. Citronnier. Créosote. Goudron. Orge. Pomme de terre. Quinquina jaune. Styrax. Tannin. Vermiculaire.

PLAIES PAR INSTRUMENTS TRANCHANTS. — Alcool camphré. Arnica. Baume du Commandeur. Bouillon blanc. Camomille. Créosote. Diachylon. Elémi. Eucalypte globuleux. Galbanum. Hyssope. Lavande. Matico. Millepertuis. Onguent de la mère. Tannin. Tormentille.

PLÉTHORE. (Masse du sang trop abondante). — Aloès. Arnica. Chiendent. Citronnier. Eau-de-vie allemande. Jalap. Lait. Manne. Mélisse. Menthe. Moutarde. Ricin. Scammonée. Scille. Séné. Tamarin.

PLEURÉSIE. (Inflammation de la plèvre, membrane interne de la poitrine, avec épanchement de sérosités). — Arnica. Chardon bénit. Colchique. Diachylon. Digitale. Digitaline. Douce-amère. Ipécacuanha. Jaborandi. Lin. Moutarde. Orge. Pavot. Phellandrie. Scille. Thapsie turbith. Vésicatoire.

PLEURODYNIE. (Point de côté douloureux). — Alcool camphré. Bourrache. Chardon bénit. Diachylon. Jaborandi. Moutarde. Sureau. Thapsie turbith.

Pneumatose gastrique. (Gonflement de l'estomac). *Voyez* : Flatuosités.

Pneumonie. (Fluxion de poitrine. Congestion des poumons). — Arnica. Aunée. Bourrache. Chardon bénit. Colchique. Diachylon. Digitale. Digitaline. Douce-amère. Ipécacuanha. Laurier-cerise. Lin. Lobélie enflée. Moutarde. Pavot. Polygala. Quinquina jaune. Scille. Thapsie turbith. Vésicatoire.

Point de coté. *Voyez* : Pleurodynie.

Pollutions nocturnes. (Ejaculations pendant le sommeil). *Voyez* : Spermatorrhée.

Polyurie. (Abondantes émissions d'urine aqueuse). — Cachou. Café. Camomille. Cascarille. Chêne. Coca. Codéine. Colombo. Guaco. Hyssope. Laudanum de Sydenham. Laurier-cerise. Monésia. Noyer. Pavot. Quinquina gris. Quinquina jaune. Tannin. Tormentille. Valériane.

Prurigo. (Eruption de papules de la couleur de la peau produisant une démangeaison très vive, quelquefois intolérable). — Aconit. Amidon. Bouillon blanc. Chiendent. Chicorée. Citronnier. Cochléaria. Codéine. Colchique. Daphné mézéréum. Douce-amère. Eau-de-vie allemande. Fumeterre. Gayac. Genévrier oxycèdre. Goudron. Houblon. Hydrocotile. Laurier-cerise. Orge. Pavot. Petit-lait. Quinquina jaune. Salsepareille. Saponaire.

Psoriasis. (Plaques squameuses blanches, saillantes, se développant sur la peau). — Chicorée. Cochléaria. Colchique. Copahu. Daphné mézéréum. Douce-amère. Fumeterre. Gayac. Genévrier oxycèdre. Goudron. Houblon. Hydrocotile. Mudar. Salsepareille. Saponaire.

Rachitisme. (Ramollissement des os dans le bas âge). — Aconit. Chêne. Cochléaria. Cresson. Gentiane. Houblon. Lupulin. Ményanthe. Noyer. Quinquinas. Raifort. Tannin. Tormentille.

Ramollissement des gencives. — Benjoin. Cachou. Chêne. Citronnier. Coca. Cochléaria. Cresson. Matico. Menthe. Noyer. Ortie blanche. Ratanhia. Ronce. Tannin. Tormentille.

Rétention d'urine. — Amandier. Arnica. Bouillon blanc. Camphre. Cerisier. Chiendent. Citronnier. Digitale. Digitaline. Ergot de seigle. Fraisier. Gomme arabique. Lin. Millepertuis. Orge. Ricin. Scille. Violette.

Rhumatisme articulaire aigu. — Aconit. Arnica. Benjoin. Bourrache. Camomille. Ciguë. Citronnier. Codéine. Colchique. Coquelicot. Digitale. Digitaline. Douce-amère. Gayac. Genévrier. Hyssope. Ipécacuanha. Laudanum de Sydenham. Laurier-cerise. Orge. Pomme de terre. Quinquina jaune. Salsepareille. Saponaire. Sulfate de quinine. Sureau. Violette.

Rhumatisme chronique. — Aconit. Alcool camphré. Baume de Fioraventi. Baume opodeldoch. Baume tranquille. Belladone. Benjoin. Bourrache. Café. Camomille. Camphre. Chanvre. Ciguë. Coca. Colchique. Colombo. Diachylon. Douce-amère. Eau-de-vie allemande. Eau sédative. Gayac. Genêt à balai. Genévrier. Hydrocotile. Lavande. Mélisse. Menthe. Ményanthe. Moutarde. Pensée sauvage. Pomme de terre. Quinquina jaune. Raifort. Salsepareille. Saponaire. Sureau. Thapsie turbith. Thé de Chine.

Rhumatisme musculaire. — Alcool camphré. Baume de Fioraventi. Baume opodeldoch. Baume tranquille. Belladone. Benjoin. Bourrache. Camphre. Citronnier. Colchique. Douce-amère. Gayac. Genévrier. Jaborandi. Laudanum de Sydenham. Lavande. Moutarde. Pyrèthre. Salsepareille. Sureau. Thapsie turbith.

Rougeole. (Fièvre éruptive). — Aunée. Bourrache. Casse. Chardon bénit. Citronnier. Coquelicot. Diachylon. Gomme arabique. Hyssope. Ipécacuanha. Jaborandi. Manne. Moutarde. Oranger. Orge. Pavot. Sureau. Tamarin. Thapsie turbith. Violette.

Satyriasis. (Irrésitible besoin de rapprochement sexuel) — Amandier. Camphre. Chanvre. Chiendent. Ciguë. Citronnier. Digitale. Digitaline. Houblon. Laurier-cerise. Lupulin. Orge. Tamarin. Valériane.

Scarlatine. (Fièvre éruptive). *Voyez* : Rougeole.

Sciatique rhumatismale. (Douleur rhumatismale existant sur la partie postérieure de la cuisse et de la jambe). — Aconit. Baume de Fioraventi. Baume opodeldoch. Baume tranquille. Belladone. Bourrache. Camphre. Citronnier. Colchique. Diachylon. Genévrier. Jaborandi. Laudanum de Sydenham. Menthe. Moutarde. Pyrèthre. Sureau. Thapsie turbith. Violette.

Scorbut. (Altération profonde du sang). — Absinthe. Aristoloche serpentaire. Cannelle. Citronnier Cochléaria. Colombo. Cresson. Ergot de seigle. Fraisier. Fucus vésiculosus. Fumeterre. Genévrier. Gentiane. Houblon. Menthe. Ményanthe. Monésia. Oranger. Orge. Pomme de terre. Quinquina gris. Quinquina jaune. Raifort. Ratanhia. Rhubarbe. Sapin. Tannin. Tormentille. Vin généreux. Vinaigre rosat.

Scrofule. (Humeurs froides). — Absinthe. Aunée. Centaurée (petite). Chicorée. Ciguë. Cochléaria. Colombo. Cresson. Daphné mézéréum. Douce-amère. Fumeterre. Gayac. Genêt à balai. Gentiane. Goudron. Houblon. Hydrocotile. Ményanthe. Noyer. Orge. Pensée sauvage. Quinquinas. Raifort. Salsepareille. Saponaire.

Spasmes. (Contractions involontaires des muscles et des fibres contractiles). — Asa fœtida. Belladone. Camomille. Camphre. Ciguë. Codéine. Coquelicot. Galbanum. Jusquiame. Laudanum de Sydenham. Laurier-cerise. Mélisse. Menthe. Oranger. Pavot. Tilleul. Valériane. Verveine odorante.

Spermatorrhée. (Pertes séminales). — Asa fœtida. Camphre. Codéine. Coquelicot. Cubèbe. Digitale. Digitaline. Ergot de seigle. Houblon. Laurier-cerise.

Lupulin. Noyer. Ortie blanche. Ortie piquante. Pavot. Rhubarbe. Scammonée. Séné. Tormentille.

Stérilité. *Voyez* : Impuissance.

Stomatite. (Inflammation de la bouche. — Fraisier. Guimauve. Menthe. Noyer. Orge. Pavot. Ronce.

Stomatite ulcéreuse. (Ulcérations de la bouche). — Asa fœtida. Cachou. Chêne. Citronnier. Coca. Cochléaria. Créosote. Cresson. Guimauve. Matico. Menthe. Noyer. Orge. Ortie blanche. Pavot. Quinquina gris. Quinquina jaune. Ronce. Rosier. Tannin. Tormentille. Vermiculaire.

Strangurie. (Difficulté d'uriner occasionnée par la gravelle). *Voyez* : Rétention d'urine.

Suette. (Abondantes sueurs, avec éruption vésiculo-pustuleuse). — Citronnier. Elixir parégorique. Ipécacuanha. Laurier-cerise. Quinquina jaune. Sulfate de quinine. Tamarin.

Sueurs supprimées. — Bourrache. Coquelicot. Hyssope. Jaborandi. Menthe. Sureau. Thé de Chine. Violette.

Surdité récente. — Aconit. Aloès. Cubèbe. Eau-de-vie allemande. Guimauve. Huile camphrée. Moutarde. Quinquina jaune. Valériane.

Syphilis. (Altération virulente du sang). — Aconit. Colchique. Daphné mézéréum. Douce-amère. Fumeterre. Gayac. Genévrier. Guaco. Hydrocotile. Mudar. Noyer. Quinquina jaune. Raifort. Salsepareille. Saponaire. Sureau.

Tænia. (Ver solitaire). — Courge. Cousso. Fougère mâle. Grenadier. Kamala. Mussenna. Panna. Saoria.

Teigne. — Genévrier oxycèdre. Goudron. Lavande. Ményanthe. Noyer. Pensée sauvage. Ricin. Sureau. Tannin. Tormentille. Vermiculaire.

Ténesme. (Constriction douloureuse de l'anus). — Belladone. Bouillon blanc. Guimauve. Laudanum de

Sydenham. Manne. Mauve. Orge. Pavot. Piment. Ricin.

TÉTANOS. (Contraction générale des muscles). — Aconit. Alcool camphré. Asa fœtida. Belladone. Camphre. Chanvre. Ciguë. Codéine. Eau sédative. Jusquiame. Laurier-cerise. Lobélie enflée. Pavot. Quinquina jaune. Sulfate de quinine. Valériane.

TIC DOULOUREUX. — (Mouvements convulsifs des muscles du visage). *Voyez* : Névralgie trifaciale.

TORTICOLIS. (Contraction des muscles du cou). — Alcool camphré. Baume tranquille. Belladone. Bourrache. Camphre. Coquelicot. Ipécacuanha. Jaborandi. Sureau. Violette.

TOUX OPINIATRE. *Voyez* : Bronchites. Laryngite.

TOUX SPASMODIQUE. (Toux nerveuse). — Aconit. Asa fœtida. Camomille. Ciguë. Codéine. Coquelicot. Galbanum. Guimauve. Jusquiame. Laudanum de Sydenham. Laurier-cerise. Mélisse. Menthe. Oranger. Pavot. Tilleul. Valériane. Verveine odorante.

TREMBLEMENT DES MEMBRES. — Alcool camphré. Arnica. Aunée. Baume tranquille. Belladone. Jusquiame. Lavande. Menthe. Onguent populéum. Tilleul. Valériane. Verveine odorante.

TUMEURS INFLAMMATOIRES. *Voyez* : Phlegmon.

TYMPANITE. (Ballonnement du ventre). *Voyez* : Flatuosités.

ULCÈRES. (Plaies anciennes ne tendant pas à la cicatrisation). — Absinthe. Alcool camphré. Aloès. Cachou. Camphre. Centaurée (petite). Chêne. Citronnier. Créosote. Diachylon. Guaco. Houblon. Laudanum de Sydenham. Laurier-cerise. Lupulin. Morelle. Noyer. Quinquina gris. Quinquina jaune. Sauge sclarée. Styrax. Tannin. Tormentille. Vermiculaire.

ULCÈRES DE LA BOUCHE. *Voyez* : Stomatite ulcéreuse.

Ulcères cancéreux. — Belladone. Chardon bénit. Ciguë. Citronnier. Houblon. Laudanum de Sydenham. Laurier-cerise. Lupulin. Morelle. Pavot. Pomme de terre. Tannin. Tormentille. Vermiculaire.

Ulcères scorbutiques. — Absinthe. Centaurée (petite). Citronnier. Cochléaria. Créosote. Cresson. Genévrier. Guimauve. Ményanthe. Noyer. Orge. Raifort. Ronce. Tannin. Tormentille.

Ulcères de l'utérus. — Chêne. Citronnier. Laudanum de Sydenham. Morelle. Noyer. Pavot. Rosier. Tannin. Tormentille.

Urticaire. (Eruption de taches blanchâtres prurigineuses, éparses sur la peau). — Aconit. Amidon. Camphre. Goudron. Manne. Ricin. Sureau.

Vaginite. (Inflammation du vagin). — Amidon. Asperge. Chêne. Citronnier. Copahu. Lin. Morelle. Noyer. Pavot. Pomme de terre. Ratanhia. Tannin. Tormentille.

Varices ulcérées. — Arnica. Baume du Commandeur. Chêne. Diachylon. Eau-de-vie allemande. Jalap. Ricin. Sauge sclarée. Scammonée. Séné. Tannin. Tormentille.

Variole. (Petite vérole). — Aunée. Bourrache. Casse. Chardon bénit. Citronnier. Coquelicot. Croton tiglium. Hyssope. Jaborandi. Manne. Oranger. Orge. Ricin. Sureau. Tamarin. Violette.

Végétations. (Verrues et poireaux). — Aloès. Noyer. Vermiculaire.

Vertiges. (Etat dans lequel il semble que les objets tournent et que l'on tourne soi-même). — Aloès. Anis vert. Arnica. Camomille. Centaurée (petite). Eau-de-vie allemande. Elixir de santé. Gentiane. Lavande. Mélisse. Menthe. Oranger. Quassier amer. Quinquina jaune. Ricin. Sauge sclarée. Scammonée. Séné. Tilleul. Valériane. Verveine odorante.

Vomissements. — Camomille. Cascarille. Citronnier.

Coca. Colombo. Mélisse. Menthe. Oranger. Thé de Chine. Tilleul. Verveine odorante.

VOMISSEMENTS SPASMODIQUES. (Vomissements incoercibles). — Armoise. Camomille. Colombo. Elixir de santé. Ergot de seigle. Ipécacuanha. Laudanum de Sydenham. Laurier-cerise. Menthe. Oranger. Pavot. Quassier amer. Tilleul. Valériane. Verveine odorante.

ZONA. (Eruption vésico-bulleuse ayant pour siège un seul côté de la poitrine). Amidon. Belladone. Camphre. Chicorée. Daphné mézéréum. Douce-amère. Eau-de-vie allemande. Fumeterre. Genévrier oxycèdre. Goudron. Houblon. Hydrocotile. Jalap. Oranger. Pavot. Ricin. Salsepareille. Saponaire. Scammonée. Séné. Sureau.

FIN

TABLE DES MATIÈRES

FI DE LA TABLE DE MATIÈRES

Toulouse. — Typographie Passeman et Alquier Ouvriers-réunis.

OUVRAGES DU MÊME AUTEUR :

Hygiène alimentaire ou art de vivre en bonne santé, TRAITE DES ALIMENTS : leurs qualités, leurs effets, le choix qu'il convient d'en faire selon l'âge, le tempérament, la profession, la saison et l'état de convalescence. 15e édition, 1 vol. in-18, prix : 3 francs.

Connaissance des falsifications des susbtances alimentaires et des boissons. Moyens pratiques de reconnaître la fraude à la portée de tout le monde. 2e édition, 1 vol. in-18 prix : 2 francs.

Hygiène et médecine, préservative et curative des maladies épidémiques. 2e édition, 1 vol. in-12, prix : 2 francs.

Indicateur des eaux minérales et des bains de mer, les plus efficaces pour le maintien et le rétablissement de la santé. 2e édition, 1 vol. in-18, prix : 3 francs

Traité de l'influence de l'Electricité atmosphérique sur le système nerveux; connaissance de la cause qui produit les affections simples ou composées du système nerveux, tant physiques que morales. 4e édition, 1 vol in-18, prix : 3 fr.

Traité pratique de Magnétisme humain, résumé théorique et pratique du Magnétisme humain, pour rétablir et développer les fonctions physiques et les facultés intellectuelles, dans l'état de maladie récent ou chronique. 3e édition, 1 vol. in-18, prix : 3 francs.

Les erreurs et les dangers du Spiritisme dévoilés ; connaissance de la cause naturelle qui produit les phénomènes du spiritisme, depuis l'antiquité jusqu'à nos jours. 2e édition, 1 vol. in-18, prix : 3 francs.

Nouveau Traité de Physiognomonie ; art de connaître et de juger les mœurs et caractères, d'après la physionomie. 6e édition. 1 vol in-18, prix : 3 francs.

Une poignée de Vérités. 3e édition. 1 vol. in-18, prix : 2 fr.

Le Génie de l'Agriculture et de l'Horticulture du midi et du sud-ouest de la France. Guide pratique indispensable aux propriétaires, cultivateurs, horticulteurs et commerçants, 2e édition. 1 vol. in-18, prix : 3 francs.

www.ingramcontent.com/pod-product-compliance
Ingram Content Group UK Ltd.
Pitfield, Milton Keynes, MK11 3LW, UK
UKHW021042200726
13857UKWH00003B/775